DE

LA VESSIE DANS L'ÉTAT PUERPÉRAL

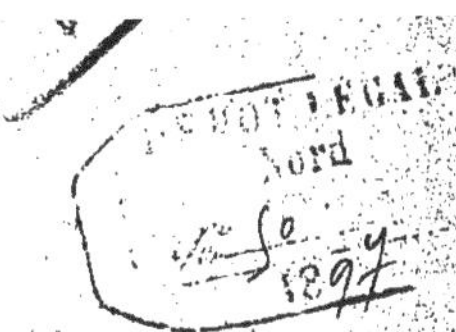

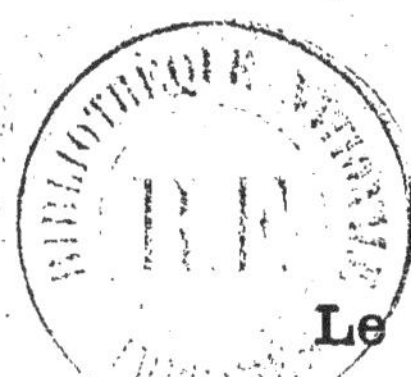

PAR

Le Docteur François HORNEZ

LILLE

LE BIGOT FRÈRES, IMPRIMEURS-ÉDITEURS

Rue Nicolas-Leblanc, 25, et rue Nationale, 68

—

1897

DE

LA VESSIE DANS L'ÉTAT PUERPÉRAL

PAR

Le Docteur François HORNEZ

LILLE

LE BIGOT FRÈRES, IMPRIMEURS-ÉDITEURS

Rue Nicolas-Leblanc, 25, et rue Nationale, 68

—

1897

A mon président de thèse

Monsieur le Docteur GAULARD

PROFESSEUR DE CLINIQUE OBSTÉTRICALE

ANCIEN MEMBRE DU CONSEIL SUPÉRIEUR DE L'INSTRUCTION PUBLIQUE

———

A MES JUGES

A MES PARENTS

—

A MES AMIS

De la Vessie dans l'état puerpéral

Pratiquant la médecine depuis un certain nombre d'années et cultivant d'une façon favorite l'art des accouchements, nous avons voulu choisir pour notre thèse inaugurale un sujet qui s'y rapporte.

Nous avons souvent été frappé des troubles apportés dans l'appareil urinaire et en particulier de l'excrétion de l'urine par l'état de gravidisme.

Les recherches bibliographiques faites à ce propos nous ont révélé l'existence d'un grand nombre de mémoires qui s'occupent de cette question. Un travail d'ensemble nous a paru devoir être utile ; de cette idée est née la thèse que nous présentons.

Nous serons très heureux si nos juges veulent bien faire accueil favorable à un travail qui, sans être d'une nouveauté absolue, aura au moins l'avantage de réunir l'opinion de nos devanciers et d'en faciliter ainsi la connaissance. C'est là d'ailleurs le modeste but que nous avons cherché à atteindre ; l'avoir rempli sera pour nous la meilleure compensation de notre labeur.

Avant d'aborder notre sujet en lui-même, nous prions tous nos Maîtres de la Faculté de Lille et en particulier Monsieur le professeur Gaulard, qui a bien voulu accepter la présidence de cette thèse, d'agréer l'hommage de nos plus sincères remercîments.

Historique

Nous n'avons pas l'intention de refaire l'historique de cette intéressante question ; qu'il nous suffise de savoir que les anciens n'y attachaient qu'une minime importance, leurs écrits en faisant à peine mention. Mauriceau, Peu, Portal, ne consacrent dans leurs traités que quelques lignes à la rétention d'urine pendant le travail. Il en est de même de Grégoire, de la Motte, Puzol, Levret, etc.

Mais au XIXe siècle, surtout dans la seconde moitié, on voit les traités classiques s'occuper un peu plus longuement des accidents vésicaux dus à l'état puerpéral. De plus, de nombreux travaux dus à des cas cliniques bien observés ont été publiés : nous aurons l'occasion de les citer au cours de notre travail et on trouvera toutes les indications nécessaires à notre index bibliographique.

Division du sujet

Nous nous proposons de passer en revue les divers accidents qui peuvent surgir du côté de la vessie pendant la grossesse, pendant l'accouchement, pendant la délivrance, pendant les suites de couches et pendant les opératious obstétricales.

Pour bien comprendre la genèse de ces accidents, il nous a paru indispensable de résumer les rapports anatomiques qui existent entre la vessie et l'utérus.

De leur constatation découlera très facilement et très logiqùement la pathogénie des troubles vésicaux, des difficultés de la miction que nous aurons l'occasion de signaler au cours de notre exposé.

Anatomie

Nous n'insisterons pas sur les différences de forme qu'affecte la vessie chez l'homme et chez la femme ; il est d'autres considérations plus importantes que nous allons étudier : nous voulons parler des rapports anatomiques.

Les organes pelviens, chez la femme, sont emprisonnés par une ceinture osseuse, le petit bassin, qni se trouve divisé par l'utérus et les ligaments larges en deux loges, l'une antérieure, où se trouve la vessie, l'autre postérieure, où se trouve le rectum. La contiguïté de ces divers organes explique l'action réciproque qu'ils peuvent exercer l'un sur l'autre, soit pour leurs modifications physiologiques, soit pour leurs troubles pathologiques.

« La vessie chez le fœtus, dit Vigouroux, est un organe abdominal. A mesure que l'enfant grandit, son bassin semble se développer plus que les organes qu'il contient, en sorte que la vessie finit par être un organe pelvien. Elle ne perd pas cependant son pouvoir de redevenir abdominale pour les raisons que nous donnerons tout à l'heure...

Rapports anatomiques

La face antérieure de la vessie est en rapport avec la face postérieure des pubis et avec la paroi abdominale. Au niveau du bord supérieur de la symphise pubienne, la vessie en est très-rapprochée ; mais à partir de ce point, elle se dirigé en arrière et en bas ; il y a là un espace triangulaire rempli d'un tissu cellulaire lâche, appelé cavité de Retzius.

Cette laxité de connexion entre le pubis et la vessie est de la plus haute importance ; c'est ce qui permet à cet organe de s'élever dans la cavité abdominale à mesure qu'il se remplit.

La face postérieure est en rapport avec la face antérieure de l'utérus, avec la paroi antérieure du vagin.

La face antérieure du corps de l'utérus est tapissée par le péritoine. qui descend sur le tiers supérieur du col pour remonter ensuite sur la vessie en formant le cul-de-sac vésico-utérin.

La vessie adhère au vagin sur un espace de trois centimètres d'un côté à l'autre et d'avant en arrière. Plus bas l'urèthre est uni au vagin d'une manière intime par suite d'un échange de fibres musculaires entre les deux conduits. Ces rapports sont très-importants à connaître. Si les parties molles se mortifient à ce niveau, il en résulte soit une fistule vésico-vaginale, soit une fistule uréthro-vaginale. Ils expliquent également les changements de direction imprimés à l'urèthre quand le vagin lui-même est tiraillé.

Tels sont d'une façon sommaire les rapports de la vessie.

Il est utile de préciser davantage et nous allons résumer quelques détails que nous empruntons à M. Bonnaire (Des ruptures vésico-utérines dans le travail de l'accouchement). La vessie et l'utérus sont, en haut, en contiguïté médiate; le péritoine les sépare; ils ont en bas leurs parois en connexion directe. De là une différence considérable dans la gravité des lésions, suivant le point atteint; ou bien l'on a des plaies péritonéales ou des plaies extra-péritonéales.

Chez la femme, les rapports de la vessie, de l'utérus et du cul-de-sac péritonéal, partiellement interposé, ainsi que les relations de voisinage de ces divers organes avec la ceinture osseuse de l'excavation pelvienne, diffèrent notablement, selon qu'on les considère dans l'état de vacuité non puerpérale de l'utérus pendant la grossesse à ses différentes périodes, au cours de l'accouchement, et enfin aussitôt après l'expulsion du fœtus.

Bandl, Waldeyer, Schweder, Freeland ont étudié ces rapports sur des coupes de cadavres congelés. Bonnaire et Demelin ont fait aussi des recherches personnelles.

La vessie adhère intimement par son bas fond à la paroi antérieure du vagin. Au-dessus du cul-de-sac antérieur de ce conduit, elle entre en contact avec toute la portion sus-vaginale du col de l'utérus.

De bas en haut, elle se trouve séparée de l'organe gestateur, à partir du niveau de l'orifice cervical interne, par la réflexion du péritoine. Les adhérences intervésico-utérines sont aussi lâches que les adhérences intervésico-vaginales sont serrées.

Sous l'influence de la grossesse, si la vessie ne se modifie guère dans sa texture, il n'en est pas de même de l'utérus.

La partie supérieure de cet organe n'a rien à voir avec la vessie; le segment inférieur et le col ont des rapports importants.

Quant aux connexions utéro-vésicales, elles deviennent moins intimes pendant la grossesse; le péritoine s'allonge; les tractus celluleux qui relient la vessie à l'utérus subissent une imbibition qui diminue leur résistance.

L'absence ou le degré plus ou moins prononcé d'engagement de la partie fœtale ne semble pas avoir d'influence sur l'étendue des connexions utéro-vésicales.

Il n'en est pas de même en ce qui concerne les rapports communs de la vessie et du segment inférieur dans leurs portions intra et sous-péritonéales avec la paroi antérieure du bassin. Comme c'est de la durée et de la violence du contact des parties molles maternelles avec le corps du pubis que dépendent les lésions que nous voulons étudier, il importe de préciser ces rapports.

Les rapports des parois de la vessie avec les parois du bassin diffèrent, selon l'état de réplétion ou de vacuité du réservoir urinaire.

Pendant la grossesse, la vessie vide est exclusivement intra-pelvienne et sa lumière, sur une coupe médiane (Berry-Hart et Barbour) se présente sous l'apparence d'un Y couché sur la paroi antérieure du vagin.

Lorsque l'organe est modérément distendu, si la partie fœtale n'est pas profondément engagée, il se développe, en s'étalant, à l'intérieur de l'excavation pelvienne. Il en est différemment si le petit bassin est obstrué par la présentation. Vide ou distendue la vessie perd droit de domicile dans le pelvis. Tandis que son bas-fond est refoulé par en bas en même temps que le vagin sous la propulsion de la partie fœtale, sa face supérieure est chassée par une véritable expression, en haut et au-dessus de la marge du bassin.

Quand il n'y a pas d'engagement malgré l'énergie des contractions utérines, la vessie peut sortir en totalité du bassin. Elle est entraînée de bas en haut et le cul-de-sac péritonéal vésico-utérin demeure tout entier situé au-dessus de l'entrée du bassin. Mais à ne considérer que les cas physiologiques, on voit que la séreuse descend plus ou moins profondément derrière les pubis pendant le travail, c'est-à-dire traumatismes spontanés vésico-utérins.

D'après les coupes de Braune, Schrœder, on constate que la paroi antérieure du col utérin et du segment inférieur sont en même temps que les deux feuillets de l'enveloppe vésicale comprimés en bloc derrière l'arc antérieur du bassin. On constate de plus que, dans leur tassement réciproque, la vessie et l'utérus sont en partie directement contigus, en partie séparés par le péritoine.

En l'absence de tout engagement fœtal ce n'est plus sur la face postérieure des pubis, mais sur le bord supérieur de ces os que sont exercées les compressions.

Dans ces conditions encore, elles peuvent porter tout aussi bien au-dessus qu'au dessous du point de réflexion intervésico-utérin du péritoine.

La communication anormale d'un viscère à l'autre peut donc avoir son siège à des niveaux différents. Elle porte soit sur la cloison vésicovaginale, soit sur la face postérieure de la vessie et la partie sus-vaginale du col ; soit enfin sur les parois des deux organes recouvertes de péritoine.

On les observe suivant une fréquence qui va en diminuant dans l'ordre où nous venons de les citer.

Vaisseaux.— Les artères vésicales et les artères utérines viennent d'un tronc commun, l'artère hypogastrique. De plus la vessie reçoit directement des artères utérines de nombreux rameaux qui vont aboutir à un réseau situé dans la muqueuse vésicale, principalement dans la région du col.

S'il y a des rapports aussi intimes entre les vaisseaux artériels de ces deux organes, bien plus intimes encore sont les rapports du système veineux. D'après Gillette, les veines de la vessie offrent des communications multiples avec le système utérin, et le système veineux de la paroi postérieure de la vessie se confond avec celui de la partie antérieure du col utérin.

Les vaisseaux veineux de la vessie participent donc plus ou moins à la dilatation que subissent les vaisseaux de l'utérus, et ainsi se trouve établie entre ces deux systèmes vasculaires une étroite solidarité physiologique et pathologique (Boissard). Le système nerveux lui-même peut être considéré comme les filets nerveux émanant du même plexus hypogastrique.

Il n'était pas inutile de rappeler ces quelques points d'anatomie ; du fait du voisinage immédiat de la vessie et de l'utérus, se trouveront expliqués les troubles d'ordre mécanique ; du fait de l'étroite connexion vasculaire qui relie ces viscères, découlera l'explication de la plupart des phénomènes urinaires qui se présentent pendant la grossesse, phénomènes d'ordre inflammatoire.

Nous ne pouvons envisager tous les troubles vésicaux, qui peuvent survenir depuis le début de la grossesse jusqu'à sa terminaison, d'un seul coup d'œil. Ils sont variables en effet suivant l'âge de la grossesse ; aussi adopterons-nous la division en trimestres, comme l'a fait M Auvard dans son mémoire « Vessie puerpérale ».

De la Vessie pendant la grossesse

PREMIER TRIMESTRE

Pendant les trois premiers mois de la grossesse, il n'est pas rare de voir survenir des troubles de la miction ; les uns ont une origine inflammatoire, les autres sont la conséquence d'influences mécaniques. Nous allons les étudier successivement :

Troubles de la miction de cause inflammatoire.
Cystite des femmes enceintes.

Il n'y a rien d'étonnant à ce que des phénomènes pathologiques se produisent du côté de l'appareil vésical pendant la grossesse, il en survient même bien souvent pendant la période menstruelle.

Chenet, dans sa thèse, rapporte des observations de cystite survenant au moment des règles ; cystite caractérisée par la dysurie. De même Laugier et Bernadet ont attiré l'attention sur l'influence de la menstruation sur une cystite existant déjà et ils ont insisté sur l'aggravation des symptômes pendant l'époque cataméniale.

Ainsi donc, la congestion menstruelle ordinaire amène quelquefois des troubles urinaires, caractérisés par des mictions douloureuses et plus fréquentes, et cela plus souvent, dit Chenet, chez les multipares dont l'utérus est resté gros et en subinvolution.

M. Boissard en rapporte aussi une observation.

Ces troubles proviennent de l'afflux sanguin considérable qui se fait dans les organes du petit bassin au moment des règles, et des connexions vasculaires intimes qui unissent la vessie à l'utérus.

Si donc une cause relativement minime, comme la menstruation, est ainsi une condition étiologique des cystites, à plus forte raison pouvons - nous observer les mêmes symptômes pendant la grossesse, alors que l'activité utérine est à son maximum.

Les faits de cystite de nature inflammatoire, observés pendant les premières semaines de la grossesse, ne font plus aucun doute. Monod, Terrillon, Le Dentu en ont rapporté des exemples.

M. Tarnier reconnaît également l'existence de cette cystite, résultant comme l'a indiqué Monod, d'une congestion vésicale intense et il n'hésite pas à lui donner le nom de cystite gravidique.

Ces phénomènes de dysurie qui surviennent sans cause appréciable avaient été rapportés par les différents auteurs à des causes diverses, et ils les avaient décrits sous des noms également différents : cystalgie, spasme du col, vessie irritable.

Spiegelberg fait remarquer qu'au début de la grossesse, la vessie est plus irritable, les envies d'uriner plus fréquentes, la capacité vésicale

Hornez. — 2.

moindre, parce que l'utérus appliqué sur la vessie
s'oppose à une réplétion complète.

Monod attribue cette irritabilité à l'abaissement
léger de l'utérus au début de la grossesse, d'où
résulte un contact plus intime entre la matrice et
a face postérieure du réservoir urinaire.

Nous parlerons ici de la théorie de Playfoir,
quoiqu'elle se rapporte plus spécialement aux
derniers mois de la grossesse.

« La vessie, dit cet auteur, devient d'une irritabilité excessive qui occasionne de la gêne et des
souffrances atroces ; le principal symptôme consiste
alors dans la fréquence des besoins d'uriner, quelquefois incessants et accompagnés d'épreintes
terribles.

Ces troubles tiendraient à une position fâcheuse
du fœtus qui provoqueraient des mouvements
tumultueux et répétés ; dans les faits observés par
Playfoir, la dysurie survenait quand le fœtus prenait
une position oblique, et cessait quand il avait son
grand axe parallèle au grand axe de la matrice.

Pour y remédier, il suffirait de redresser le
fœtus par des manœuvres externes.

Cette théorie est sans doute exacte pour certains
cas, mais elle ne saurait s'appliquer aux nombreuses
observations de cystite, plus nombreuses encore
si on avait soin de les rechercher, ce qui est souvent
nécessaire ; car, comme le dit Hache, la cystite
chez la femme est moins douloureuse que chez
l'homme, et souvent on rapporte à l'utérus ce qui

appartient à la vessie. Monod, et après lui plusieurs auteurs, attribuent cette cystite à la congestion vésicale qui accompagne la congestion utérine gravidique.

Ce n'est là qu'une cause prédisposante qui, d'après Monod, serait suffisante pour amener l'inflammation vésicale : « La congestion est-elle modérée, la femme n'éprouvera que des envies plus fréquentes d'uriner ; à un degré plus avancé de congestion vésicale, la fréquence s'accompagne de douleurs pendant la miction d'une véritable dysurie qui peut être accompagnée en fin de compte de tous les signes d'une cystite confirmée. »

Ce n'est là, malgré tout, qu'une cause prédisposante, il faut une cause déterminante : l'infection microbienne.

L'agent le plus habituel de l'infection urinaire est le coli bacille, qui n'est autre que la bactérie de Clado ou le bacterium pyogenes d'Albarran et Hallé, dont on ne saurait le distinguer.

Ces deux conditions étiologiques sont donc indispensables; on les rencontre au cours de la grossesse. Il y a congestion ; il y a des microorganismes qui pénètrent dans la vessie de deux façons différentes, ou bien par le cathétérisme, ou bien spontanément : il y a ascension spontanée grâce à la brièveté du conduit uréthral.

Ces microorganismes du vagin, de l'urèthre sont généralement peu virulents, mais ils deviennent pathogènes sous une influence quelconque : froid, traumatisme, coït.

Les phénomènes inflammatoires se produisent de la façon suivante : on voit des femmes qui, n'ayant jamais éprouvé le moindre trouble dans la miction, arrivées au deuxième ou au troisième mois de la grossesse, se plaignent d'envies fréquentes d'uriner et de douleurs à la miction, surtout à la fin. La palpation de la région hypogastrique détermine une douleur qui s'irradie vers le périnée, la région anale, les aines, et qui augmente par les mouvements, la marche.

La pression sur le bas fond de la vessie avec le doigt qui pratique le toucher vaginal provoque de la douleur et des envies d'uriner.

Les urines sont troubles au moment de la miction : il y a parfois des hématuries. Elles sont quelquefois acides s'il y a de la fièvre ; elle sont alcalines dans les cas de fermentation ammoniacale et ont une odeur forte et caractéristique.

Si on les laisse reposer dans un verre, on voit se déposer, à la partie inférieure, un précipité blanchâtre contenant des globules de pus.

C'est la caractéristique de la véritable cystite ; il n'y a pas de cystite sans pus, dit Guyon.

Cette cystite du début de la grossesse est quelquefois bien tolérée ; mais dans d'autres circonstances elle retentit d'une façon défavorable sur l'état général de la femme, et on l'a même accusée d'avoir provoquée l'avortement.

Quoiqu'il en soit, quand le praticien se trouve en présence d'un cas semblable, il ne doit pas rester inactif. Il doit instituer le traitement général de la cystite sur lequel nous ne voulons pas insister. On devra interdire les mets épicés, les boissons alcooliques ; le lait est recommandé, pur ou coupé avec les eaux d'Evian, de Vals. Quelques tisanes diurétiques sont indiquées ainsi que les perles de térébenthine et le salol.

Contre les douleurs, on emploiera les bains de siège, les suppositoires calmants.

Il sera bon d'instituer le traitement local : lavages de la vessie à l'eau boriquée.

Troubles de la miction d'origine mécanique.
Incontinence.

L'incontinence d'urine complète est chose rare au début de la grossesse. Ce que l'on observe est une sorte d'incontinence partielle qui se caractérise par des envies fréquentes et impérieuses d'uriner. Ce n'est pas de la véritable cystite, il n'y a pas de pus dans les urines ; c'est plutôt la conséquence de ce que nous avons déjà dit au sujet de la vessie irritable.

En dehors de cette irritabilité spéciale, on peut invoquer une cause mécanique : la vessie est gênée par l'utérus dans son expansion antéro-postérieure et à mesure que l'urine s'accumule, la vessie ne s'agrandit que légèrement dans le sens transversal ;

sa capacité se trouve diminuée, d'où les besoins plus fréquents de la miction.

Il importe de ne pas confondre l'incontinence avec la miction par regorgement ; mais c'est là un symptôme qui sera rarement observé dans les trois premiers mois de la gestation.

Il existe encore une incontinence partielle tenant à un relâchement du sphincter vésical ; on l'observe surtout chez les multipares qui, sous l'influence d'un effort léger, le rire, la toux, expulsent un peu d'urine.

Rétention.

La rétention a été signalée dès le début de la grossesse ; Scanzoni l'attribue à la compression de la vessie par l'utérus. Son opinion n'a pas prévalu et n'est guère admise. La plupart des auteurs, avec Churchill, font ressortir cette rétention des premiers mois à une contracture d'origine réflexe du col de la vessie.

Il n'y a pas que dans la grossesse utérine que l'on rencontre des troubles vésicaux ; il existe, dans les premiers temps d'une grossesse extra-utérine, des crises vésicales, crises douloureuses, se manifestant par de l'incontinence et de la rétention et sur lesquelles on peut se baser, comme l'a indiqué Serdukoff, pour soupçonner cette grossesse extra-utérine.

DEUXIÈME TRIMESTRE

A cette époque de grossesse, l'utérus s'élève au-dessus du détroit supérieur ; il devient organe abdominal ; la vessie peut le suivre dans son ascension ; les troubles urinaires sont rares. Le réservoir vésical peut en effet se développer en partie dans l'excavation, devenue libre, en partie dans l'abdomen, sur les parois latérales.

L'urèthre se modifie dans sa situation ; il forme une courbure à convexité inférieure. Ce changement se produit quand le vagin, entraîné en haut par l'utérus, entraîne lui-même en bas et en arrière le méat urinaire qui cesse d'être avec le vestibule dans le même plan. De là naissent des difficultés pour le cathétérisme.

Si les troubles urinaires sont rares à cette époque de la gestation, il sont aussi très graves quand ils surviennent. C'est en effet à partir du troisième mois, rarement avant, jusqu'au cinquième mois, rarement après, que se présente un accident important qui peut avoir les conséquences les plus graves, nous voulons parler de la rétroversion de l'utérus gravide, dont l'un des principaux symptômes est la rétention d'urine.

Nous n'avons pas l'intention de nous étendre longuement sur ce sujet. Nous passerons rapidement en revue ce qui a trait à la vessie.

Nous ne discuterons pas la question de savoir

si la rétention d'urine est la cause ou l'effet de la rétroversion. Les deux opinions peuvent être soutenues. Si le renversement en arrière de l'utérus se fait lentement, la rétention peut être la cause ; s'il se fait brusquement, elle en est l'effet.

Toutefois, il est généralement admis que la rétention est la cause de la rétroversion à marche lente : il suffit de sonder pour que la réduction spontanée se fasse. C'est ce que nous a permis de constater une fois de plus la lecture de deux observations prises à la clinique de Lille.

Deux femmes enceintes de trois mois et demi à quatre mois sont entrées ne pouvant plus uriner. On constate chez elles une rétroversion qui disparut après quelques jours de cathétérisme.

Nous devons donc envisager le rôle de la vessie par rapport à l'utérus et expliquer comment se produit le renversement de cet organe.

La vessie en se remplissant de liquide repousse le fond de l'utérus en arrière et en bas, le col vésical s'élève et entraîne le col de l'utérus en haut, derrière la symphise pubienne, d'où le mouvement de bascule qui porte le corps de l'organe en arrière.

Une fois la rétroversion produite, le symptôme capital est la rétention d'urine qui se manifeste suivant différentes formes dont nous empruntons la description à l'excellent livre de Tarnier et Budin.

1° Les malades urinent encore, mais, à leur

insu, la miction est incomplète et les besoins
d'uriner sont fréquents. De là une cause d'erreur
dans l'interrogatoire.

2º Les malades urinent difficilement ; il y a
dysurie, l'urine ne s'écoule que goutte à goutte,
la vessie restant d'ailleurs plus ou moins distendue.

3º A un degré plus avancé, l'excrétion urinaire
est impossible et n'est plus soumise à la volonté ;
mais, de temps en temps, une certaine quantité d'urine s'échappe de l'urèthre, par regorgement, et les malades se croient atteints d'incontinence d'urine.

4º La rétention est complète, absolue.

Il est facile d'en faire le diagnostic : on voit
dans la région hypogastrique une tumeur, située
sur la ligne médiane, mate à la percussion,
fluctuante. M. Tarnier y a constaté parfois des
contractions analogues à celles de l'utérus. Cette
tumeur est la vessie distendue par l'urine.

Si on pratique le cathétérisme, que la rétroversion se réduise, il n'y a généralement pas
de phénomènes graves ; mais que la rétention
soit méconnue, que les accidents persistent, il
va survenir des complications.

La vessie devient le siège d'altérations plus
ou moins prononcées dues à la compression
exercée sur elle par le col utérin, et au séjour
prolongé de l'urine qui s'altère dans sa cavité.

Tantôt, ce sont des phénomènes de cystite

lègère ; l'urine est trouble, muco-purulente ; tantôt, la cystite est plus intense ; l'urine est de couleur foncée, renferme du sang et exhale une odeur ammoniacale.

Enfin il peut survenir de la cystite gangréneuse. La sonde ramène quelquefois un liquide horriblement fétide, sanieux, parsemé de débris membraneux ; parfois il ne s'écoule que quelques gouttes de liquide, le bec de la sonde s'embarrassant dans des tissus sphacélés qui obstruent ses orifices et s'opposent au passage de l'urine.

Le vessie reste alors constamment volumineuse, et on a vu l'expulsion par l'urèthre de lambeaux membraneux, grisâtres, de calibre variable, mais pouvant mesurer l'étendue entière de la surface interne de la vessie (Klein.) Ce sont des lambeaux de muqueuse vésicale gangrénée qui se détache entraînant avec elle une portion de la couche musculaire sous-jacente.

Parfois, toute l'épaisseur de la paroi vésicale est comprise dans la membrane expulsée (faits de Frankenkauser, de Krukenberg : le revêtement péritonéal a été observé sur l'une des faces du lambeau).

Les symptômes fonctionnels et généraux sont généralement graves ; il y a de la dysurie, des douleurs hypogastriques, des frissons, de la fièvre, etc.

La guérison peut survenir, mais la vessie rétractée ne peut plus contenir d'urine ; le plus souvent, les accidents infectieux ou urémiques emportent les malades. A l'autopsie, on trouve la vessie remplie d'un liquide brunâtre, infect, mélangé de caillots noirâtres et de détritus gangréneux.

On a quelquefois trouvé un sac complet plein d'une urine fétide, sac formé par la muqueuse qui s'est détachée de toutes parts. Ce qui explique l'impossibilité de l'évacuation par le cathétérisme, et la possibilité de la perforation avec un cathéter rigide (Martin).

C'est aussi dans ces cas de rétroversion qu'on voit se produire des ruptures vésicales, soit spontanées par infiltration de l'urine entre les différentes couches de la paroi vésicale, soit traumatiques (chute sur le ventre, Ahlfeld).

Ces lésions vésicales sont susceptibles d'amener des pyélites, des pyélo-néphrites, d'origine ascendante.

Il importe de faire le diagnostic de la rétention d'urine aussi vite que possible, les accidents arrivent rapidement : en 7 ou 8 jours, d'après Salmon, en cas de rétention complète; en 15 à 17 jours s'il y a rétention incomplète.

Krukemberg rapporte l'observation d'une rétention complète sans cathétérisme avec expulsion par l'urèthre de lambeaux sphacélés au bout de six jours; au bout de dix jours, il y avait perforation.

Si la vessie a contracté des adhérences avec

les organes voisins, l'intestin, il en résulte une fistule vésico-intestinale.

Cette cystite gangréneuse est due, d'après MM. Pinard et Varnier, à la compression des artères vésicales entre la tumeur formée par l'utérus rétroversé et le plan osseux formé par la partie postérieure des pubis.

La rétroversion de l'utérus gravide amène donc des complications vésicales redoutables que l'on peut éviter par le cathétérisme. Mais cette petite opération demande à être faite adroitement, prudemment et aseptiquement.

Elle est quelquefois très difficile, et c'est dans ces cas que Scanzoni conseille la position genupectorale et recommande d'attirer le col avec une pince, afin de rendre le méat urinaire plus accessible.

En cas d'impossibilité absolue, il faut faire la ponction de la vessie, à moins qu'on ne réussisse à réduire la rétroversion.

OBSERVATION

Rétroversion de l'utérus gravide. — Rétention d'urine. — Cystite. — Cathétérisme. — Réduction. — Continuation de la grossesse.

B..., Emma, primipare, entre à l'hôpital, clinique obstétricale, le 14 mars ; elle vient du service de chirurgie.

Enceinte de trois mois et demi environ, elle se

plaint de ne plus pouvoir uriner depuis quelques jours. Elle est en outre très constipée.

Un premier examen pratiqué par M. le professeur Dubar avait fait diagnostiquer une rétroversion de l'utérus gravide. La réduction tentée réussit partiellement. La vessie avait été vidée, elle contenait quatre litres d'urine.

Il y a de l'œdème des grandes lèvres, des membres inférieurs.

Le lendemain, on retrouve une tumeur remontant jusqu'à l'ombilic, fluctuante, mais tendue. Le cathétérisme donne six litres d'urine.

A son arrivée à la clinique, l'interrogatoire nous apprend que l'affection a été lente à se produire. La malade s'est aperçue que petit à petit elle éprouvait de la peine et même de la douleur pour uriner, puis la miction est devenue impossible.

Cette femme est sondée plusieurs fois dans la journée et le lendemain ; M. le professeur Gaulard trouve l'utérus dans sa position normale, sauf un léger degré de prolapsus.

A partir de ce jour la miction est spontanée, mais il y a de la cystite que l'on traite par des lavages au permanganate et les capsules de térébenthine.

TROISIÈME TRIMESTRE

Incontinence

A tout moment le liquide s'écoule, et à chaque effort de toux, l'urine s'échappe. La situation des femmes devient intolérable ; elles sont gênées par l'odeur infecte de l'urine et par les excoriations de la vulve et de la face interne des cuisses qui rendent la marche douloureuse ou impossible.

Certains auteurs attribuent ce trouble de la miction à la pression exercée par l'utérus sur la vessie, pression qui s'opposerait à l'accumulation de l'urine dans ce réservoir.

D'après Spiegelberg, cette incontinence d'urine serait due à ce que la matrice, s'élevant dans la cavité abdominale, entraînerait avec elle le bas fond de la vessie; le col de cet organe, étant tiraillé, cesserait d'y retenir l'urine.

L'incontinence d'urine vraie est donc un phénomène de la fin de la grossesse ; elle est rare.

Rétention

La rétention de la fin de la grossesse est généralement due à la compression exercée sur le canal de l'urèthre et le bas fond de la vessie par la partie fœtale qui se présente et qui s'engage dans l'excavation (Schrœder, Spiegelberg).

La rétention d'urine serait ainsi un signe d'engagement.

Pour Olshauzen, la compression de l'urèthre et du bas fond de la vessie par la tête fœtale ne gênerait pas la miction ; la rétention se produirait par un mécanisme plus compliqué, le segment inférieur de l'utérus, en s'abaissant à la fin de la grossesse, quand la tête s'engage dans l'excavation, entraînerait la vessie ; la partie de l'urèthre qui

confine au méat étant solidement fixée, ce canal se
couderait fortement, d'où obstacle à l'excrétion et
rétention.

On peut encore expliquer la rétention en disant
que l'ascension de l'utérus, dans la cavité abdominale à la fin de la grossesse, entraîne la vessie en
haut, étire son col et l'urèthre, aplatit les parois de
cette partie inférieure des voies urinaires et s'oppose
ainsi à l'émission des urines.

On peut alors observer la miction par regorgement, qu'il ne faut pas confondre avec l'incontinence.

Cystite

Les phénomènes inflammatoires peuvent aussi
survenir vers la fin de la grossesse. La cystite
reconnaît différentes causes ; elle peut être due à
la rétention avec introduction de germes septiques
se faisant soit spontanément (propagation de vagi-
nité) soit artificiellement (cathétérisme).

Elle est quelquefois l'effet de la congestion
intense qui se produit du côté de la vessie quand
celle-ci a été très volumineuse et qu'on la vide
rapidement (Guyon).

L'abdomen propendulum, le prolapsus, le cystocèle sont aussi capables de produire des troubles nerveux.

On en observera encore quand un kyste fœtal
extra-utérin s'ouvrira dans la vessie.

Les phénomènes sont graves et de longue

durée; les besoins d'uriner sont fréquents; l'urine est purulente et renferme des débris osseux du fœtus pouvant amener la rétention d'urine, ou bien l'expulsion de ces fragments se fait au prix des plus vives douleurs.

Enfin, vers la fin de la grossesse, sous l'influence de la descente de la partie fœtale, la vessie est susceptible de prendre les diverses formes que nous étudierons dans le chapitre suivant.

Pendant la grossesse, comme pendant le travail, la rétention d'urine gêne beaucoup l'examen, en particulier l'auscultation et surtout le palper, plus encore quand il s'agit du palper mensurateur.

OBSERVATION TIRÉE DU REGISTRE DE LA CLINIQUE

Rétrécissement du bassin. — Accouchement spontané. — Rétention d'urine déterminant un changement de présentation.

Dut... M., 25 ans, entre à la clinique le 6 mai 1892. A eu un premier accouchement à terme. Le travail a duré 48 heures. Enfant vivant.

Enceinte pour la deuxième fois, elle a eu ses dernières règles le 25 juillet 1891 ; elles ont duré quatre jours. Cette femme serait donc à terme le 8 mai 1892.

A l'examen, au moment de son entrée, on trouve la vessie très volumineuse, occupant le détroit supérieur ; cette tumeur vésicale empêche l'engagement de la tête et la repousse de côté, vers la fosse iliaque.

Le cathétérisme retire 1150 grammes d'urine.

Le fœtus s'engage en O I G T, et l'accouchement suit son cours normal.

Le diamètre promonto-sous-pubien mesure 10 cent. 5.

De la vessie pendant l'accouchement

Pendant le travail de l'accouchement, la vessie peut prendre des formes variées ; le même fait peut se produire à la fin de la grossesse lorsque la partie fœtale s'engage dans l'excavation pelvienne. Ces changements de forme se produisent lorsqu'il y a accumulation d'urine dans la vessie ; l'espace étant en grande partie occupé par la tête fœtale, la vessie est obligée de se loger où elle trouve de la place. M. Auvard décrit trois formes principales :

1° La vessie en forme de croissant : elle entoure la paroi antéro-latérale de l'utérus sous forme d'un croissant dont les extrémités viennent se terminer sur les côtés du col.

On sent parfaitement cette vessie en pratiquant le toucher vaginal ; elle est en effet entièrement située dans l'excavation pelvienne et apparaît au doigt comme une tumeur modérément tendue et fluctuante dans l'intervalle des contractions, tendue au moment de ces contractions. Elle peut empêcher l'exploration du col et de l'utérus.

2° La vessie en forme de sablier ; une partie de la vessie est située au-dessus de la symphise pubienne ; une autre partie est logée dans l'excavation.

Ces deux portions sont réunies par un canal rétréci situé au-dessus de la symphise pubienne ; ce rétrécissement est dû à la compression exercée par la partie fœtale.

Le diagnostic se fait par le toucher et le palper. Au toucher, on sent une poche comme dans le cas précédent, située dans l'excavation et au palper on perçoit une tumeur sous-pubienne qui offre tous les caractères du réservoir urinaire.

Le diagnostic peut aussi se faire par le cathétérisme, c'est ainsi qu'avec une sonde métallique on peut ne vider que le réservoir pelvien, le réservoir abdominal restant toujours rempli. De là une indication importante pour le traitement : se servir pour vider la vessie d'une sonde molle susceptible d'aller dans le réservoir supérieur en passant par le rétrécissement. On facilite l'opération en soulevant la partie fœtale avec un ou deux doigts introduits dans le vagin. La sonde molle possède encore l'énorme avantage de ne pas exposer aux blessures de l'organe.

3º La vessie en forme de cornue. Cet organe se trouve au-dessus du pubis, et lorsqu'on vient à pratiquer le cathétérisme, on est frappé de la longueur de sonde nécessaire pour arriver dans le réservoir urinaire.

Le canal de l'urèthre est allongé et au lieu de suivre une direction parallèle au vagin, il décrit une courbe rapidement ascendante. Il représente le bec recourbé d'une cornue dont la vessie serait la partie élargie.

Les causes de ces configurations diverses doivent être cherchées, et dans l'adhérence de la vessie au col de l'utérus, et dans le degré d'engagement de la partie fœtale.

En effet, dans les types (croissant et sablier) on est autorisé à supposer que la vessie n'est pas complètement remontée au-dessus du pubis parce qu'un tissu cellulaire relativement serré la reliait au col de l'utérus ; de plus, dans le premier cas, le faible engagement de la partie fœtale a permis l'expansion latérale de la vessie, alors que dans le second, l'engagement profond de l'utérus a obligé le réservoir urinaire à pousser un diverticulum au-dessus du pubis.

Quant à la vessie en cornue, on ne peut l'expliquer que grâce à la grande laxité du tissu cellulaire d'union avec le col utérin, qui permet l'ascension vésicale, alors que le fœtus s'abaisse avec l'utérus

Rétention d'urine au moment de l'accouchement. En dehors de ces changements de forme que nous venons de signaler et peut-être même, dans certains cas, à cause de ces changements dans la forme et la position de la vessie, il peut y avoir rétention d'urine au moment du travail.

Les causes en sont les mêmes que celles que nous avons citées à propos de la rétention à la fin de la grossesse, lorsque la partie fœtale s'engage. Nous n'y reviendrons pas. Nous devons dire cependant que ces causes sont alors plus puissantes encore, en raison des changements de forme que subit l'utérus gravide au moment des contractions Cet organe diminue dans ses dimensions verticales et transversales, mais augmente au contraire dans le sens antéro-postérieur.

Il est donc facile de se rendre compte de la compression plus facile de la vessie et du canal de l'urèthre pendant la contraction. Celle-ci joue encore un autre rôle ; il y a ascension du segment inférieur du col de l'utérus ; la vessie est attirée au maximum et subit le même mouvement ascensionnel, ce qui augmente la courbure de l'urèthre ou diminue de plus en plus son calibre.

Cette rétention d'urine s'observe assez fréquemment et elle se rencontre de préférence avec les bassins normaux qui permettent l'engagement de la tête. Il est plus rare de la rencontrer dans les bassins viciés ; on l'a cependant signalée dans le bassin cyphotique. Bonafous rapporte une observation de rétention d'urine survenue chez une lymphatique, par le fait de l'engagement de la tête en position pubienne suivant le diamètre antéropostérieur agrandi du bassin.

On observera encore la rétention d'urine au moment du travail, lorsque des tumeurs du bassin refoulées viendront comprimer l'urèthre.

« Quelle que soit la période de l'accouchement où l'on est appelé, il ne faut jamais omettre l'examen de la vessie. Les renseignements fournis par la parturiente sont souvent trompeurs : tourmentée par les douleurs de la parturition, préoccupée de l'issue de cet acte important, son attention est tout entière fixée sur ce point : tous les autres phénomènes la laissent indifférente. » (Podzinski.)

Suffit-il donc d'interroger la femme ; non. Elle peut, même involontairement, induire le médecin en erreur. Elle vous dira qu'elle urine beaucoup, et il pourra bien arriver qu'il ne s'agisse que de miction par rengorgement. L'accoucheur doit donc faire lui-même son diagnostic, et par le palper, et par le toucher.

Si la vessie est distendue dans la cavité abdominale, elle forme au-dessus du pubis, s'élevant à une hauteur variable, une tumeur molle, fluctuante, mâte à la percussion. Elle est séparée de l'utérus par un sillon offrant une direction variable, le plus souvent oblique.

A côté de ces symptômes fournis par l'examen il en est d'autres perçus par la parturiente, mais qu'elle peut rapporter à une autre cause : douleur à la région hypogastrique, ténesme vésical.

Cette douleur est augmentée par la pression que provoque quelquefois l'expulsion de quelques gouttes d'urine.

De même il y a exaspération de la douleur au moment de la contraction utérine, l'organe gestateur augmentant son diamètre antéro-postérieur ; les contractions des muscles abdominaux produisent le même résultat, la vessie se trouvant prise entre deux plans résistants.

« La femme, dit Vigouroux, est alternativement immobile parce que tous ses mouvements retentissent sur la vessie, et agitée parce qu'elle essaie, par des efforts réitérés, d'expulser l'urine. Il y a de l'inquiétude, de l'anxiété ; le pouls est petit, serré, fréquent ; peu à peu la fièvre s'allume, le visage s'injecte, le ventre se tuméfie.

« Si alors la vessie n'est pas vidée, on voit se développer tous les symptômes d'une péritonite : nausées, vomissements, sueurs visqueuses exhalant une odeur urineuse, puis altération des traits, délire, coma, mort. C'est là le tableau des cas aigus heureusement fort rares. »

Le tableau n'est pas toujours aussi alarmant ; quelquefois même la douleur est presque nulle ; c'est lorsque la distension vésicale se fait graduellement, d'une façon insensible. C'est dans ces cas que le praticien doit penser à la possibilité de cette complication, et, comme pour beaucoup d'affections, y songer est déjà quelque chose. Le diagnostic n'est d'ailleurs pas difficile.

Une cause qui favorise singulièrement la rétention d'urine au moment du travail est la cystocèle vaginale. La vessie est alors complètement refoulée dans l'excavation et les symptômes fournis par l'examen local sont un peu différents.

Ce n'est plus le palper qui va nous fournir les renseignements utiles ; mais par le toucher on sent sur la paroi supérieure du vagin une tumeur lisse, molle, fluctuante dans l'intervalle des contractions, tendue au moment des douleurs. La femme éprouve des besoins d'uriner très fréquents, qu'elle ne peut satisfaire malgré tous ses efforts ; en même temps elle ressent une sensation de plénitude dans le bassin et des tiraillements à l'ombilic.

Nous le disions il y a un instant, le diagnostic n'est pas bien difficile. Il faut néanmoins signaler les causes d'erreur possible.

On pourrait confondre cette vessie distendue avec l'ascite. Il suffit de se rappeler les caractères spéciaux fournis par la percussion, les changements apportés dans les résultats de cette percussion par les diverses attitudes de la malade, pour éloigner cette hypothèse.

Un kyste de l'ovaire se différenciera par son mode de production, par la situation de la tumeur, qui occupe généralement l'un des côtés du ventre, tandis que la vessie est plutôt sur la ligne médiane.

En face d'une rétention d'urine, on a quelquefois pu penser à une grossesse gémellaire, à l'hydramnios, à un fibrôme.

En dehors des caractères spéciaux fournis par chacune de ces complications et qui le plus souvent suffisent à éclairer le clinicien, il reste une dernière ressource qui va lever tous les doutes, c'est le cathétérisme.

La vessie une fois vidée, la tumeur disparaît et le diagnostic s'impose.

Il n'est pas rare d'observer la miction par regorgement. Il s'échappe de l'urine au moment des contractions. Ce phénomène peut encore induire en erreur et faire penser à l'hydrorrhée, soit déciduale, soit amniotique. L'odorat est le principal facteur du diagnostic.

Quand il y a cystocèle vaginale et que la tumeur est pelvienne, c'est au toucher combiné au palper qu'il faut avoir recours : le médecin perçoit de cette façon le phénomène d'ondulation, et il évitera ainsi de prendre cette tumeur vésicale pour une tête hydrocéphale ou pour une poche des eaux.

On comprend l'importance d'un diagnostic exact en vue du traitement. A quels mécomptes ne s'exposerait-on pas si on venait à pratiquer une perforation de la vessie.

Avant de se décider à intervenir, que l'on pratique donc le cathétérisme, ce ne sera peut-être pas aussi facile qu'on pourrait le croire de prime abord.

Les changements survenus dans la situation du méat, dans la courbure de l'urèthre, sont quelquefois une source de difficultés.

Pour les vaincre, Scanzoni conseille la position genu-pectorale.

Il est rare qu'on ne puisse arriver à introduire la sonde ; s'il en était ainsi et que de graves accidents menacent du fait de la rétention, il faudrait recourir à la ponction de la vessie, pratiquée avec toutes les précautions nécessaires, comme dans la rétroversion.

Au lieu d'une rétention d'urine, il peut y avoir véritablement incontinence, qui résulterait du relâchement du sphincter vésical.

Ce phénomène serait dû au voisinage des deux centres médullaires de la vessie et de l'utérus.

Influence de la rétention d'urine sur le travail

Tout d'abord, la rétention d'urine peut faire croire à un commencement de travail qui n'existe pas. Nous avons souvent été témoins de faits semblables.

Appelé par une femme enceinte, près du terme de sa grossesse, qui se croit en travail d'accouchement à cause des douleurs qu'elle éprouve à la région hypogastrique, nous pouvions constater, d'une part, l'absence de modifications du col de l'utérus et, d'autre part, les caractères spéciaux de ces douleurs.

Le calme revenait après avoir vidé la vessie, et le travail ne se déclarait quelquefois que plusieurs jours après.

Il faut se rappeler que la vessie distendue peut se contracter et en imposer pour des contractions utérines.

Si l'engagement de la partie fœtale est peu prononcé quand les contractions utérines surviennent, la descente de cette partie fœtale est gênée par la tumeur vésicale. La tête peut glisser dans une fosse iliaque, d'où une présentation du tronc. Beaucoup de présentations vicieuses ne reconnaissent pas d'autre cause lorsqu'elles se produisent à cette époque de l'état puerpéral. La vessie agit, ainsi que le placenta inséré vicieusement.

Le diamètre transverse du détroit supérieur peut être rétréci par une tumeur vésicale, même petite, qui occupe une de ses extrémités. Le réservoir urinaire peut en effet se déplacer latéralement, et outre la gêne qu'il apporte dans l'engagement, il expose à des erreurs de diagnostic.

M. Christian, cité par Cazeaux, lui assigne les caractères suivants. On reconnaît ce déplacement de la vessie à une plénitude particulière sur un des côtés du bassin, remarquable surtout pendant les contractions utérines qui donnent à la tumeur de la tension et une élasticité évidente. Quoique les limites de cette tumeur soient en général circonscrites, sa base est pourtant un peu diffuse. Elle s'étend sur le côté du bassin jusqu'au sacrum. Son volume varie en raison de la quantité de fluide accumulé dans la poche ; on l'a vu égaler le tiers du diamètre transverse du bassin.

C'est dans ces conditions que l'on pourrait croire à un kyste dermoïde de l'ovaire. Le cathétérisme ici encore nous éclairera ; la tumeur s'affaisse complètement.

Quand la vessie est ainsi remplie d'urine, le travail est beaucoup plus long. Le segment inférieur de l'utérus se trouvant déplacé, la partie fœtale, la poche des **eaux** ne peuvent venir passer directement sur les bords de l'orifice cervical. Le réflexe qui amène la contraction est moindre ; d'où une fréquence et une intensité moindres de ces contractions, dont l'efficacité est encore amoindrie par la propulsion de la partie fœtale sur un point résistant du pourtour du bassin. La dilatation du col se trouve ainsi longue et irrégulière.

Malgré tout l'utérus lutte pour expulser son contenu et au bout d'un temps plus ou moins long la dilatation est complète.

Mais que d'efforts pour arriver à ce point ! Aussi n'est-il pas rare de voir survenir de l'inertie utérine vers la fin du travail.

Doit-on en de telles circonstances, compter sur l'action des muscles abdominaux ? En aucune façon, et moins que jamais. La contraction de ces muscles occasionne des douleurs tellement fortes du côté de la vessie que la femme les suspend autant que possible Tous ses efforts tendent, au contraire, à les diminuer. Combien de fois n'a-t-on pas vu en clinique une inertie utérine ne reconnaissant pas d'autre cause. Un simple cathétérisme a suffi pour rendre au travail son cours régulier, et pour amener une prompte terminaison de l'accouchement. Il est bien des applications de forceps que l'on peut ainsi éviter : ce n'est pas là un mince résultat, car en dehors de tout le danger, si minime qu'il soit, que peut occasionner une intervention, même bénigne, il y a ici des accidents à craindre, résultant de la réplétion vésicale.

Si la vessie, se distendant dans la cavité abdominale, est capable d'entraver les progrès du travail, soit, comme le veut Dubois, par crainte instinctive de la rupture de la vessie, soit, comme le veut Vigouroux, par la diminution de la puissance contractile de l'utérus gêné par la pression vésicale, il est cependant encore possible de voir l'accouchement se faire seul chez les femmes vigoureuses.

Il n'en est plus de même en cas de cystocèle. Nous ne pouvons mieux faire qu'en rapportant le tableau tracé par Vigouroux quand la tumeur vésicale remplit l'excavation.

Les premiers symptômes de cet état de la vessie apparaissent au début du travail. Les contractions utérines préliminaires, généralement sans douleurs, et souvent inconnues, affectent la vessie prolabée, de fréquentes envies d'uriner surviennent, et si la vessie ne peut se vider, les contractions utérines sont bientôt accompagnées d'une douleur dans cet organe, par suite de la pression et des tiraillements qui deviennent de plus en plus intenses. Cette douleur semble exciter l'utérus à des contractions plus fréquentes et plus pénibles ; et si on ne fait attention qu'à la fréquence et à l'acuité des douleurs, on peut croire à un travail rapide. Ces douleurs ont cependant un caractère particulier. L'intervalle qui les sépare est plus court qu'au début du travail normal, et les femmes disent qu'elles souffrent au

ventre, mot par lequel elles désignent indistincte-
ment la région hypogastrique, la vulve et le vagin.
Dans ce cas, son siège réel est la vessie.

La posture que prend la femme est aussi
différente; au lieu de placer ses mains sur ses
hanches, comme beaucoup de femmes le font en
marchant, et de se promener dans leur chambre,
les femmes affectées de cystocèle restent arrêtées,
à demi courbées sur le dos d'un fauteuil, ou
assises, les mains ou les coudes appuyés sur les
genoux. Avec cela on constate un visage ren-
frogné, grimaçant, les lèvres pincées.

Les femmes font de violents efforts, mais
saccadés, courts, spasmodiques, involontaires,
presqu'attendus avec une grande anxiété et une
expression d'impatience et de souffrance.

Fréquemment, la femme qui, en général, est
multipare, trompée par la sensation de pesanteur
qu'elle éprouve au périnée, par les douleurs violentes et expulsives qu'elle ressent, se croit sur
le point d'accoucher, et se cramponne à son lit
comme à la période d'expulsion.

En appliquant la main sur l'abdomen, on sent
en effet des contractions utérines, mais chaque
contraction est suivie d'un spasme des muscles
de l'abdomen. Par le toucher, on constate qu'à
chaque contraction l'utérus est poussé en bas par
le spasme des muscles abdominaux, et, chaque
fois, l'utérus arrête ses contractions; l'orifice

utérin se dilate très lentement et la parturiente souffre de violentes douleurs sans effet.

La cavité du bassin est remplie par une tumeur plus ou moins molle, fluctuante, nettement attachée derrière les pubis, empêchant le doigt de passer entre e'le et ces derniers pour atteindre le col de l'utérus; on ne peut y arriver qu'en contournant cette tumeur par derrière. Si on pratique le cathétérisme, on sent la sonde presque jusqu'au sacrum et séparant le doigt du segment inférieur de l'utérus. Lorsque la vessie est vidée, on trouve le col très en arrière, si bien que la partie antérieure du segment inférieur de l'utérus occupe presque seule le vagin.

La cystocèle vaginale, non seulement entrave le travail et le prolonge d'une façon considérable, mais elle le fait cesser par épuisement de la femme.

Les contractions utérines ne reparaissent plus qu'à de longs intervalles et finissent même par disparaître complètement.

Tel est le tableau complet et exact des symptômes que l'on observe en cas de cystocèle. Ce sont des symptômes graves si l'accoucheur ne fait pas ce diagnostic; au contraire l'obstacle est facile à reconnaître et à lever pour un praticien qui songe à semblable complication.

Nous venons de voir que la vessie remplie d'urine est susceptible de provoquer des troubles à une période quelconque du travail. Mais là ne se bornent pas les accidents ; la vessie elle-même est menacée et elle subit le contrecoup des difficultés que sa réplétion entraîne. Elle se trouve placée entre deux plans résistants, la tête fœtale et le pubis. L'utérus au moment de ses contractions exerce sur les parois vésicales une pression assez considérable. Hallidey Croom (d'Edimbourg) a, par des expériences très soignées, déterminé la pression que la contraction utérine exerçait sur la vessie pendant le travail.

Il est arrivé à ce résultat que, pendant la période d'expulsion, la pression éprouvée par la vessie pendant la contraction utérine, était de 3.2 livres par pouce carré (livre = 453 grammes et pouce = 0.025) : pendant la période de dilatation la pression ne serait que de une livre.

Cette pression est donc assez considérable et pour peu qu'elle soit prolongée il en résulte une attrition des parois vésicales, pouvant aller jusqu'à la contusion, et jusqu'à l'ischémie.

De là la production de ces escharres qui, à leur élimination, amènent des fistules, soit vésico-utérines, soit vésico-vaginales, soit uréthro-vaginales.

OBSERVATION

Fistule vésico-vaginale

En avril 1896, je fus appelé près d'une primipare en travail depuis quatre jours pleins. La tête fortement engagée, l'inertie presque complète de la matrice m'engagèrent à pratiquer une application de forceps, la vessie ayant été vidée. Tout se passa régulièrement jusqu'au sixième jour, époque à laquelle je fus rappelé près de cette femme, qui se plaignait de « perdre ses urines ». La veille au soir, me dit elle, j'ai perdu quelque chose de gris noir. Je demandai à visiter le vase et je n'eus aucune peine à reconnaître que j'étais en présence d'un lambeau sphacélé. J'examinai donc cette femme au spéculum et je trouvai à la partie antéro-supérieure et moyenné du vagin, une solution de continuité de 0,02 à 0,03 centimètres d'étendue, par où l'urine s'écoulait continuellement.

J'attribue la production de cette fistule à la compression exercée par la tête du fœtus sur la vessie, compression qui s'est prolongée pendant quatre jours.

Comme le disent du reste les auteurs classiques, c'est précisément pour éviter les accidents de cette nature qu'il faut intervenir, quand une tête fœtale, poussée par des contractions énergiques, reste plus de deux heures au même endroit du canal pelvi-génital.

Ces accidents propres aux parois vésicales sont à craindre dans un bassin normal ; ils menacent bien plus encore dans un bassin vicié par aplatissement antéro-postérieur, et surtout dans les bassins à épines, à arêtes tranchantes, comme on en rencontre quelquefois sur des bassins rachitiques.

De même un calcul vésical est une cause prédisposante ; il peut blesser les parois de l'organe, et en amener la déchirure.

Il est une variété de lésions vésicales qui a été bien étudiée par M. Bonnaire ; ce sont les fistules vésico-utérines. Nous ne parlerons pas maintenant des fistules occasionnées par les instruments ; nous les retrouverons plus loin. Nous allons, avec M. Bonnaire, nous occuper des déchirures qui surviennent au cours d'accouchements spontanés. Elle ne sont pas très rares, puisque sur 15 qu'il opéra, Spiegelberg a trouvé 12 fistules vésico-utérines ayant pris naissance dans ces conditions.

La cause déterminante est la contraction utérine renforcée ou non par l'effort maternel. Les parois contiguës de la vessie et de l'utérus, étroitement appliquées l'une contre l'autre, sont comprimées par la propulsion fœtale à la surface des pubis, tantôt au-dessus, tantôt au-dessous du cul-de-sac péritonéal.

L'engagement de la présentation fait-il défaut, c'est sur le bord supérieur de la symphise que se fait la compression. Dans la disposition contraire, c'est sur la face postérieure des pubis que s'opère le tassement.

Les causes prédisposantes sont :

1° Les rétrécissements du bassin. — Les malformations du détroit supérieur exercent une double action : d'une part, elles s'opposent à la descente de la partie fœtale qui se présente, et nécessitent un surcroît de contractions utérines qui violentent plus énergiquement les tissus, et entraînent, par le séjour prolongé de la tête en un même point, une compression localisée des parois du canal utéro-vaginal. D'autre part, elles

Hornez. — 4.

s'accompagnent souvent chez les rachitiques, d'une disposition anatomique des pubis particulièrement fâcheuse ; il peut exister au niveau des épines pubiennes et des éminences ilio-pectinées, des saillies aiguës et tranchantes, comparées, par Kilian, à des épines, et par Depaul, à des flammes de vétérinaire, lesquelles agissent à la façon d'instruments perforants ou tranchants sur les parois de la vessie et de l'utérus ;

2° Les altérations des parties molles maternelles ;

3° Les altérations trophiques de l'utérus. — Les inflammations entraînent une adhérence plus intime et plus étendue entre la vessie et l'utérus qui ne peuvent plus glisser l'un sur. l'autre et déplacer ainsi à tout instant le point d'application des pressions fœtales... D'où fréquence plus grande de l'accident chez les multipares, 12 sur 15 (Spiegelberg).

Les autres altérations du tissu utérin, cancer, rigidités cicatricielles, syphilis, en gênant la dilatation de l'orifice cervical et en s'opposant à la descente de la présentation, exposent la portion de l'utérus qui surplombe l'orifice inférieur à un excès de distension et à une exagération de compression dont la paroi vésicale prend immédiatement sa part ;

4° Les tumeurs pelvi-génitales. — Toutes les tumeurs du petit bassin agissent à la façon des rétrécissements pelviens en s'opposant à l'engagement de la présentation. Mention spéciale doit être faite de la tumeur vésicale physiologique, c'est-à-dire de la distension de la vessie par l'urine, par la dilatation qu'elle entraîne ; la rétention d'urine amincit les parois de l'organe et cet amincissement se trouve porté à l'extrême, au point même où les parois utérine et vésicale se trouvent comprimées le long de la symphise pubienne ;

5° L'obliquité antérieure de la matrice, amenant une répartition inégale des pressions fœtales sur le pourtour du détroit supérieur ;

6° Les anomalies des contractions utérines : trop fortes, elles poussent le fœtus avec trop de violence sur la zone utéro-vésicale et la contusionnent. Trop faibles, elles retardent l'expulsion et amènent des perforations sphacéleuses.

Irrégulières, tantôt elles s'emploient en pure perte, par suite de la direction vicieuse des forces, tantôt elles opposent une barrière à l'expulsion du fœtus en déterminant une contraction spasmodique du col ;

7° Les malformations et les présentations vicieuses du fœtus : hydrocéphalie, présentation de la face, du front, du siège, de l'épaule, procidences.

Si cette étiologie est la même pour les ruptures utérines isolées que pour celles qui sont communes à l'utérus et à la vessie, il en est autrement de la pathogénie des déchirures utéro-vésicales.

Les ruptures spontanées de l'utérus, pendant le

travail, ont un double processus : tantôt le tissu musculaire s'éraille, s'use et se perfore localement, tantôt il éclate comme un ballon susdistendu.

S'il y a perforation par usure, la lésion est minime, c'est à cette variété de pathogénie que répondent des fistules utéro-vésicales sous-péritonéales. S'il y a éclatement, les désordres anatomiques présentent le maximum de gravité.

Dans les cas de ruptures intra-péritonéales concomitantes de l'utérus et de la vessie, les deux éléments, perforation et éclatement, jouent chacun leur rôle. L'un commence, l'autre complète la lésion.

Mme Lachapelle a parfaitement distingué les deux variétés de ruptures utérines : perforation localisée (éraillement ou usure), déchirures à grands fracas (ruptures). De même elle a indiqué l'allure différente par les expressions de rupture subaiguë et de déchirure aiguë, celle-ci étant l'expression de l'éclatement. Elle admet que les fistules vésico-utérines tirent leurs origines soit de perforations consécutives à la chute d'une eschare, soit de perforations immédiates, produites par écrasement ou section des tissus.

Si l'illustre sage-femme n'a rien laissé à ajouter à l'histoire des éraillements ou usures de l'utérus, elle n'a fait que signaler les éclatements, et c'est à Bandl qu'on doit la connaissance précise de la pathogénie de ce traumatisme. Il y a amincissement du segment inférieur qui se distend et s'allonge de plus en plus, attiré en haut par la partie de l'utérus située au-dessus de lui, et élargi par le tassement progressif de la partie fœtale. Arrive un moment où la résistance et l'élasticité du tissu musculaire sont portées à bout ; alors l'utérus éclate en son point le plus faible. c'est-à-dire en plein segment inférieur.

M. Bonnaire ne connaît d'autre cas de rupture spontanée et simultanée des deux organes que celui publié par Mme Lachapelle ; il donne une observation personnelle.

OBSERVATION DE Mme LACHAPELLE (résumée)

Femme de 35 ans, multipare ; travail lent, vessie distendue par l'urine, utérus fortement incliné à droite. La malade refuse le cathétérisme.

Tout à coup les contractions cessent ; une douleur vive continue, dans l'abdomen, leur succède. Le ventre change de forme, devient très sensible du côté droit. Le fœtus paraît très superficiel.

En même temps, la tumeur formée dans la région hypogastrique par la vessie distendue, disparaît ; la tête du fœtus s'élève au-dessus du détroit supérieur. Faiblesse, irrégularité du pouls, syncopes, soif, nausées, vomissements, etc...

En introduisant le forceps, du sang en grumeaux et de l'urine sanguinolente sortirent du vagin.

Extraction du fœtus par la version.

Une urine sanguinolente continua à sortir du vagin pendant tout le jour. Mort le troisième jour après l'accouchement.

Autopsie : Déchirure de l'utérus, vers la base de son col, de trois pouces d'étendue ; vessie, à sa face postérieure, déchirée dans une étendue d'environ deux pouces.

Observation de Mme Bonnaire (résumée)

Femme de 37 ans, multipare, à bassin rachitique (diamètre minimum, 8 c. 1/2). Engagement pénible de la tête en O I D P. Contractions régulières, col dilatable.

A un examen ultérieur, changements locaux et généraux. Plus de contractions utérines ; sensation d'endolorissement continue, généralisée à tout le ventre. Pas de syncope, pas de douleur subite. Utérus plus incliné à droite que précédemment ; tête dans la fosse iliaque gauche ; au toucher, on n'atteint aucune partie fœtale. Diagnostic : rupture de l'utérus.

Extraction du fœtus par la version, par Mme Henry; on constate une vaste déchirure du segment inférieur.

Pratiqué avant et après l'intervention, le cathétérisme ne donne issue qu'à une faible quantité d'urine mélangée d'une forte proportion de sang.

Autopsie : Immédiatement au-dessus et en arrière des pubis, on découvre une perte de substance largement béante, intéressant le segment inférieur. La vessie est irrégulièrement fendue en travers près de son sommet et sur la face postérieure.

Dans les cas de rupture vésico-utérine, l'accident semble évoluer suivant deux périodes successives.

Dans la première, les contractions utérines sont intenses et régulières. Déjà l'état général est déprimé ; le pouls est très accéléré, il y a de la fièvre ; absence d'urine et présence de sang pur dans la vessie.

Au bout d'un temps variable, et sans secousse douloureuse subite, la partie fœtale qui se présentait se déplace et remonte, l'utérus change de forme, le fœtus devient superficiel, les contractions utérines disparaissent et le collapsus va croissant. Ces derniers phénomènes répondent à la deuxième période de la rupture confirmée des deux réservoirs voisins.

Pour comprendre la pathogénie de l'accident, il faut faire intervenir les deux modes de rupture (usure, écrasement et éclatement). Pendant la première période, les parois de la vessie et de la portion sus-vaginale du col se trouvent pincées entre la partie fœtale et la symphise pubienne. A chaque contraction violente, les tissus sont, en un point localisés, violemment heurtés, contusionnés et ils ne tardent pas à se dilacérer par perforation simple.

Puis le segment inférieur se distend de plus en plus, son élasticité atteint ses limites. La lésion due à l'écrasement local joue le rôle d'un coup de ciseau donné à travers une étoffe tendue et trop mûre. Le délabrement se complète par éclatement. La déchirure fait suite à la perforation.

L'utérus ouvert, la partie fœtale est mise à nu et entre en contact direct avec la paroi vésicale déjà perforée. Ce viscère, qui n'est plus protégé par le segment inférieur, qui est ramolli par les contusions antécédentes, achève de se fendre en travers sous le heurt immédiat et brusque que lui imprime la présentation fœtale propulsée sur les pubis. Le feuillet antérieur du cul-de-sac péritonéal vésico-utérin se déchire dans le même temps.

Le diagnostic se fait d'après les divers symptômes que nous avons déjà énumérés. M. Tarnier insiste sur les renseignements précieux que fournit le cathétérisme ; mais il fait remarquer que pendant le travail, il peut y avoir hématurie d'origine vésicale sans perforation. Il se produit une véritable contusion ecchymotique de la muqueuse vésicale ; de petits vaisseaux intra-pariétaux se rompent et cette complication se traduit par le mélange du sang à l'urine. Ce n'est là d'ailleurs que le premier degré de traumatisme utéro-vésical tel que nous le concevons au point de vue pathogénique.

Par le toucher combiné au cathétérisme, on obtient le seul signe précis de la double communication traumatique de la vessie et de l'utérus avec le péritoine ; on peut saisir du doigt le bec de la sonde introduite par l'urèthre.

Pendant un accouchement spontané la symphise pubienne peut se rompre ; il y a disjonction des deux os pubis ; la paroi antérieure du vagin n'est plus soutenue et des ruptures vésico-vaginales en sont la conséquence.

Parmi les divers accidents que nous venons de signaler, il en est qui sont exceptionnels ; plus fréquents sont ceux dus à la compression vésicale par l'utérus. Il y a diverses circonstances qui les font varier comme fréquence et comme intensité.

Comme nous l'avons déjà dit, le changement de forme subi par l'utérus pendant la contraction, est éminemment favorable à la compression de la vessie, car on sait qu'à ce moment, les dimensions antéro-postérieures de l'utérus subissent une augmentation notable, tandis qu'au contraire les dimensions transversales diminuent.

Toute la pression de l'utérus semble donc se concentrer en avant et en arrière, par conséquent sur le rectum et la vessie.

Mais on comprend facilement que la pression subie par la vessie variera suivant la position qu'elle occupe ; avec une vessie en forme de croissant cette pression sera faible, car si l'utérus agit d'un côté, la paroi vaginale souple et dépressible ne réagit pas de l'autre ; tandis qu'avec une vessie en forme de sablier et de cornue, la résistance offerte par le pubis et la paroi abdominale étant énergique, la pression deviendra de suite relativement plus considérable.

Ce sont ces différences qui peuvent nous faire comprendre comment, dans le post-partum, certaines vessies sont comme paralysées et sujettes à la rétention, alors que d'autres ne présentent aucun trouble semblable (Auvard).

De la vessie pendant la délivrance

L'accouchement peut se terminer spontanément, malgré l'existence d'une rétention d'urine,
et on voit celle-ci persister après l'expulsion de
l'enfant, au moment de la délivrance. Il en résulte, parfois, des difficultés et même des accidents, qu'il est facile d'expliquer. Chacun sait
qu'après l'expulsion du fœtus, l'utérus diminue
de volume, se rétracte, et le fond de l'organe se
trouve généralement au voisinage de l'ombilic.
Cette rétraction a pour effet immédiat de décoller
le placenta et d'obstruer les orifices des sinus
ouverts par le décollement. Puis bientôt surviennent des contractions qui vont venir en aide à la
rétraction. Tel est la marche des choses quand
tout est normal ; il n'en sera plus de même si
la vessie est distendue par l'urine. Elle va ap-
porter un obstacle à la rétraction utérine, elle
va empêcher la régularité des contractions. Le
fond de l'utérus reste très-élevé, une portion du
muscle utérin reste à l'état d'inertie. Le décollement placentaire va se trouver gêné, il se fera
ncomplètement et à cause de l'inertie partielle
le sang coulera en plus grande abondance ; il y

aura même hémorrhagie. Si le diagnostic n'a pas été fait, ce qui est probable, sinon on aurait déjà institué le traitement, il faut le faire.

En voyant cette hauteur exagérée de l'utérus, on peut penser à une hémorrhagie interne ou à une hémorrhagie mixte, d'autant qu'il s'écoule toujours un peu plus de sang par les organes génitaux. L'erreur est facile à éviter : par le palper, la main sent une tumeur dure, le globe de sûreté ; il n'y a pas inertie utérine. D'autre part, on sent une autre tumeur molle, fluctuante ; c'est la vessie. Entre ces deux tumeurs existe généralement un sillon de direction variable. Il est plus fréquent de voir l'utérus repoussé du côté droit.

Lorsque le placenta est décollé, il doit franchir le canal cervical déjà revenu sur lui-même. Il en sera empêché si la vessie vient appuyer sur le col, qui se trouve oblitéré. Vient-on à exercer des tractions sur le cordon, on ne tardera à s'apercevoir de leur inefficacité ; et la femme éprouve des douleurs particulières qui proviennent de ce que l'arrière-faix, s'approchant de l'orifice utérin, comprime la vessie distendue et son col irrité. Si cette situation se prolongeait, des dangers menacent la malade et en premier lieu l'infection.

Pour que la délivrance par traction s'exécute facilement, il faut que les axes utérin et vaginal soient en concordance ; seulement alors les tractions sur la tige funiculaire sont utiles.

En cas de distension vésicale, ces conditions

favorables peuvent ne plus exister : le corps utérin
peut être refoulé en arrière, et même former avec
le col un angle plus ou moins prononcé qui ne
fera qu'augmenter les difficultés. Si l'on méconnaît
la véritable cause de cet obstacle à l'expulsion ou
à l'extraction du placenta, on pourra se laisser
entraîner à pratiquer une délivrance artificielle.
C'est là une opération qui n'est pas toujours exempte
de dangers et à laquelle il est préférable de ne pas
avoir recours sans qu'elle soit formellement indiquée.

De même encore on sera tenté de recourir à
cette délivrance artificielle quand survient une
complication grave de la rétention d'urine, l'inertie
utérine. L'hémorrhagie qui s'ensuit menace la vie
de la femme d'une manière immédiate. Cette
hémorrhagie se continue sous l'influence du
placenta retenu qui empêche la matrice de revenir
sur elle-même.

Dans ces circonstances, point n'est besoin de
délivrance artificielle. Il suffit de vider la vessie :
l'utérus se rétracte, se contracte, l'hémorrhagie s'arrête et le délivre est expulsé ou facilement extrait.

Un simple cathétérisme bien aseptique est
moins dangereux qu'une délivrance artificielle.

Il offre cependant quelquefois de petites difficultés dont la principale réside dans la recherche
du méat. Aussi est-il recommandé de faire cette
petite opération au grand jour ; laisser la malade
sous ses couvertures, se guider sur le doigt, c'est
s'exposer à des bévues toujours désagréables.

De la vessie pendant les opérations obstétricales

Ce paragraphe est emprunté à un mémoire que le Dʳ Bué a publié dans le Nord Médical (oct. 96).

Nous avons déjà signalé diverses lésions des parois vésicales pouvant se produire au cours d'un accouchement spontané. Il est tout naturel de penser que pendant une opération obstétricale, la vessie est également susceptible d'être intéressée. C'est pourquoi tous les accoucheurs recommandent de vider la vessie et le rectum avant l'intervention. Cette pratique offre le double avantage de ne pas exposer ces organes à une compression trop violente et d'éviter les souillures résultant de l'expulsion de l'urine et des matières fécales.

Qu'il arrive que cette excellente mesure de précaution soit omise, que la rétention d'urine soit méconnue, que va-t-il advenir ? c'est ce que nous allons essayer de passer en revue en prenant séparément chacune des opérations au cours desquelles la vessie est le plus susceptible d'être intéressée.

Nous ne ferons que rappeler les lésions vésicales causées directement par suite d'erreurs de diagnostic. Nous avons déjà signalé l'existence d'observations dans lesquelles la vessie, prise pour une tête hydrocéphale, avait été perforée. Il en a été de même pour un cas où elle fut confondue avec la poche des eaux.

Pendant une application de forceps, il est possible de blesser la vessie. Le traumatisme qu'elle subit offre d'ailleurs des degrés divers.

Il est des observations qui signalent l'introduction d'une cuiller de forceps dans la vessie. C'est là évidemment une faute opératoire très grave et que l'on peut facilement éviter en agissant avec douceur et prudence. Il est incontestable que pour arriver à un semblable résultat il a fallu agir avec quelque brutalité et sans aucun souci des règles qui doivent présider à l'introduction de l'instrument.

Le docteur Bué, chef de clinique, a rapporté l'observation d'une malade, amenée des environs de Lille, à la clinique obstétricale ; on lui avait fait huit applications de forceps infructueuses.

Pendant le trajet, en voiture, la tête du fœtus sortit des organes et on l'a ainsi trouvée pendante entre les cuisses de la femme. L'extraction du tronc fut relativement facile.

En explorant les organes génitaux, on a constaté une perforation d'un cul-de-sac vaginal et une déchirure de la vessie de plusieurs centimètres d'étendue. Une cuiller de forceps avait certainement produit cette effraction.

M. Budin, dans sa thèse d'agrégation, rapporte l'observation de Trask : Rupture de la paroi antérieure de l'utérus et de la paroi de la vessie produite par l'introduction de vive force du forceps. Un deuxième cas est également signalé.

M. Bonnaire a fait connaître aussi deux exemples du même jour, et voici ce qu'il dit :

« Pour les deux dernières observations, l'origine spontanée semble, priï cipalement en ce qui concerne l'obs. n° IV, plus que douteuse. L'ingestion de doses multipliées d'ergot de seigle et l'application brutale du forceps, répétée à trois reprises différentes sans amener d'autre résultat que la production de délabrements vulvo-péritonéaux étendus, nous donne à penser qu'il y a eu double effraction par le mécanisme suivant : éclatement du segment inférieur produit par le tétanisme utérin ergoté et dilacération des parois des deux viscères par l'instrument mal conduit.

Les détails manquent dans la Ve observation.

Toutefois l'application de forceps, effectuée en ville sur une présentation du siège, a tout au moins partiellement échoué, puisque le médecin traitant a dû envoyer la femme à l'hôpital avec la présentation fœtale engagée à la vulve.

Il se peut que l'opération ait été inoffensive pour la mère; mais n'est-il pas plus probable d'admettre, étant donné les difficultés qu'elle présente d'habitude pour la préhension du siège, que l'instrument a été mal dirigé dans l'introduction ou a dérapé dans les tractions et est venu meurtrir les tissus? »

C'est ainsi que sont produites des fistules vésico-utérines, que l'on pourrait appeler fistules directes ou encore fistules primitives, en raison de leur mode pathogénique.

Le mécanisme de production que nous venons d'indiquer n'est d'ailleurs pas le seul. Ce n'est pas seulement pendant l'introduction des cuillers que le forceps peut amener des lésions, mais, au moment de l'extraction, on l'a vu occasionner de semblables désordres. Et M. Bonnaire s'exprime à ce sujet de la façon suivante : « Le nombre des cas est grand dans lesquels, en examinant des multipares autrefois accouchées avec le forceps de Levret, nous avons découvert les traces anciennes du passage des becs de cuillers, se présentant d'habitude sous la forme de deux rails cicatriciels, longeant toute la région rétro-pubienne.

De la paroi du canal cervico-vaginal à celle de la vessie, il n'y a qu'un pas; bien certainement, l'ancien forceps, mal dirigé dans les tractions, a non seulement entamé le vagin, mais encore ouvert en même temps la vessie et l'utérus.

Nul doute qu'avec la généralisation de l'emploi du forceps Tarnier, dont un des heureux effets est de prévenir le heurt des parties molles maternelles derrière le pubis, ces lésions ne deviennent de plus en plus rares.

Comme l'indique parfaitement M. Bonnaire,

le rôle effracteur du forceps est variable suivant sa
forme et pour le cas particulier le forceps Tarnier
est préférable.

L'accident que nous étudions surviendra encore
quand l'instrument, mal appliqué, mal fixé, déra-
pera.

La forme du forceps n'est pas seule en cause,
il est nécessaire d'envisager aussi le mode d'application. Si la vessie se trouve à l'abri du contact
direct du forceps dans les applications obliques
et transversales, il n'en est plus de même dans
les applications antéro-postérieures, et MM. Budin
et Porak ont rapporté des observations dans lesquelles sont relatées des lésions de l'utérus et de
la vessie et des culs-de-sac, lésions faciles à
expliquer par l'attrition de ces organes compris
entre des parois osseuses et un corps dur comme
une cuiller de forceps.

Dans ces circonstances, nous aurons rarement
une fistule primitive ou directe, mais une fistule
secondaire ou indirecte, succédant à la chute
d'une eschare, d'une pathogénie analogue à celle
que nous avons signalée pour les accouchements
spontanés, mais ayant duré longtemps.

Nous pourrions conclure de ces faits à l'influence fâcheuse sur la vessie exercée par le
levier, dont le point d'appui se trouve derrière
la symphise pubienne, au contact du réservoir
urinaire.

La version, opération manuelle par excellence,

ne met pas à l'abri des accidents vésicaux. Il en est de même d'autres manœuvres portant sur la zone génitale. C'est ainsi que M. Budin cite le cas suivant :

« M. Thiriat, médecin à Epinal, a raconté à M. Champion que deux sages-femmes, voulant dilater le vagin pour favoriser l'accouchement d'une femme en travail, déchirèrent ce canal, ainsi que l'urèthre et la vessie, de telle manière qu'on pouvait introduire la main entière dans ce dernier viscère. »

C'est encore là un exemple de fistule directe que favorisent encore dans les opérations les épines osseuses du bassin dont l'influence nocive se fait sentir pendant l'accouchement spontané.

Pour terminer ce qui a trait au forceps, nous dirons que cet instrument a parfois amené la rupture de la symphise pubienne avec disjonction des os, dont le rebord saillant en arrière a sanctionné la vessie. Nous retrouverons cette origine à propos de la symphyséotomie.

La vessie peut, à la rigueur, être blessée dans l'opération césarienne, mais elle court surtout de grands risques dans la gastro-élytrotomie, opération qui expose à des plaies de la vessie et à des fistules urinaires.

La symphyséotomie, à l'heure actuelle, compte pour sa part un nombre respectable de complications urinaires. M. Jorand, dans une thèse récente, en rapporte plusieurs observations, et nous lui faisons de larges emprunts. Ces complications sont de trois sortes : des fistules, de l'incontinence de l'urine et de la cystite. Ces deux dernières variétés peuvent rentrer dans le groupe des troubles vésicaux post-partum. Nous y reviendrons.

Monsani, Pinard, n'ont jamais rencontré de lésions vésicales, les déchirures s'étant limitées à la paroi antérieure du vagin, mais elles peuvent empiéter sur les voies urinaires, urèthre ou vessie.

Sur 50 observations de M. Jorand, l'urèthre a été atteint sept fois, la vessie huit fois, l'urèthre et la vessie simultanément trois fois.

Nous laisserons de côté l'urèthre, comme ne rentrant pas suffisamment dans le cadre de notre étude.

Obs. de Lepage : Symphyséotomie, présentation du front, deux applications de forceps. Fistule vésico-utérine.

Obs. de Scibelli (Naples) : Fistule vésico-vaginale.

Obs. de Mancusi : Fistule vésico-vaginale.

Obs. de Mollerheim : Fistule vésico-vaginale.

Obs. de Telliez : Déchirure extérieure de la vulve, se continuant à droite sur l'urèthre et la vessie, sur la largeur d'une pièce de deux francs.

Obs. de Schauta : Déchirure commençant au niveau de l'urèthre, s'étendant le long de ce canal, sur toute la paroi antérieure du vagin et atteignant le col de la vessie.

Obs. de Madurowicz : On constata après symphyséotomie les lésions suivantes : 1° rupture du cervix du côté droit ; 2° rupture du vagin au niveau du cul-de-sac droit ; 3° rupture de la vessie en avant et à droite avec arrachement de l'urèthre qui était déplacé à gauche ; 4° rupture du périnée. Une fistule vésicale persista, dont l'orifice externe était situé au niveau du vestibule, à côté du méat urinaire.

Obs. de Büssmaker : Fistule vésico-vaginale.

Obs. de Pinard : XXVI. Symphyséotomie : Incontinence d'urine due à une fistule vésicale d'origine traumatique et résultant de la pression exercée par l'angle du pubis immobile, au moment de l'extraction de la tête par le forceps.

Obs. de Wotherspoon : L'excessif écartement des parties sous-symphysiennes occasionna une déchirure commençant au côté gauche du méat urinaire et s'étendant le long de ce côté de l'urèthre, empiétant sur la vessie.

Obs. de Jarman : Pendant l'extraction, la vessie fut comprimée contre l'angle aigu du pubis et déchirée.

Obs. de Audebert : Eclatement de la voûte vaginale ; détachement de la petite lèvre droite ; décollement de la paroi latérale du vagin, à gauche ; rupture de la base de la vessie, à gauche, sur une étendue de 3 centimètres environ. Une fistule de la vessie persista.

Obs. de Fritsch : fistule vésiso-vaginale constatée au neuvième jour.

Le mécanisme de ces lésions vésicales et en général des parties molles au cours de la symphy-

séotomie a été interprété de différentes façons.
M. Jorand distingue trois variétés dans ce mécanisme :

1° Section par les angles du pubis de la paroi
vaginale comprimée entre le bassin ouvert et la
tête ou le forceps (Budin, Maygrier).

2° Distension transversale des parties molles
qui se déchirent quand la limite de leur élasticité
est atteinte) Winckel, Audebert).

3° Distension transversale, mais aidée de l'extension des parties molles en bas par la tête, pendant l'extraction du fœtus (Porak, Schauta).

Il est facile de se rendre compte avec quelle faci-
lité peuvent se produire ces lésions quand on a fait
ou vu faire une symphyséotomie. Au moment de
l'écartement maximum des pubis, on voit la paroi
antérieure du vagin se tendre à l'excès et de fait on
redoute un accident. Cette portion du canal vaginal
n'a plus son soutien habituel et nous comprenons
parfaitement l'utilité de la manœuvre de M. Varnier
qui consiste à remettre les choses en l'état, aussitôt
le rétrécissement franchi. Peut-être serait-il bon de
suivre également le conseil du professeur Pinard :
distendre graduellement le vagin et la vulve à
l'aide d'un ballon de Champetier.

A la Clinique de Lille, on n'a jamais observé de
lésions sérieuses des parties molles antérieures ;
M. le professeur Gaulard pratique toujours l'épi-
siotomie, comme Porak, Fochier, Schauta.

La sonde cannelée conductrice de M. Farabeu

protège aussi la vessie mieux que le doigt et l'organe se trouve moins exposé aux blessures directes par le bistouri.

Après symphyséotomie on rencontre fréquemment l'incontinence d'urine qui persiste un temps indéterminé. Ne durant tantôt que quelques jours, elle se prolonge d'autres fois pendant des semaines et des mois. Elle exige une opération secondaire, plusieurs opérées du professeur Gaulard eurent une incontinence passagère ; une opérée du docteur Bué a une incontinence qui persiste depuis sept mois et fait de cette femme une véritable infirme. M. Carlier, professeur agrégé, qui possède maintenant cette malade, se propose de remédier à cette infirmité, dont la pathogénie est encore inexpliquée. Elle serait probablement due à des tiraillements du col vésical par distension transversale (Kufferath) ou encore par l'intermédiaire des ligaments pubiovésicaux. Quant à la cystite, très fréquente, que l'on rencontre dans le post-partum, elle est, comme nous venons de le dire, dans la dépendance du cathétérisme qui s'impose généralement dans les premiers jours.

De la Vessie dans les suites de couches

Dans le post-partum on peut observer du côté de la vessie les trois phénomènes suivants :

1° Rétention d'urine, 2° Incontinence, 3° Cystite.

RÉTENTION D'URINE

Quiconque a suivi un service d'accouchements a pu se persuader de la fréquence de la rétention d'urine chez les nouvelles accouchées et plus particulièrement chez les primipares. C'est là une question bien intéressante et qui a déjà fait l'objet de nombreux travaux. Pour qui voudra connaître cet historique nous le renvoyons à la thèse de Recht (1895).

Il est très facile de diagnostiquer la rétention d'urine. Nous n'insisterons pas sur l'interrogatoire qui peut donner des renseignements inexacts ; il est cependant nécessaire d'indiquer de suite cette particularité, à savoir qu'il faut se méfier, dès qu'une accouchée vous dira qu'elle a uriné plusieurs fois dans l'espace de quelques heures. Il s'agit le plus souvent de mictions incomplètes, il y a la rétention partielle. L'examen direct est encore ici le meilleur moyen d'investigation.

Lorsqu'une accouchée de 12 ou 15 heures n'a pas uriné, en regardant le ventre de cette femme le praticien peut y distinguer deux tumeurs séparées par un sillon. L'une est formée par l'utérus qui remonte quelquefois très haut dans l'abdomen, l'autre est formée quelquefois par la vessie distendue par l'urine. Cette distension se produit assez rapidement en raison de la diurèse abondante qui suit l'accouchement.

Le palper aidera à reconnaître ces tumeurs ; l'une, la vessie, est généralement sur la ligne médiane ; elle est molle, dépressible, fluctuante ; l'autre, l'utérus rétracté, est déjeté latéralement le plus souvent du côté droit et le fond occupe un niveau plus élevé que normalement ; elle est dure au moment des contractions, plus mollasse dans leur intervalle.

Le diagnostic est donc facile.

Pourquoi y a-t-il rétention ? Beaucoup de théories ont été émises ; nous allons les passer en revue. La principale cause, dit M. Dinay, qui détermine cette impossibilité d'uriner, est certainement le manque d'habitude et la difficulté qu'éprouvent beaucoup de femmes pour uriner dans le décubitus horizontal. Il faut tenir compte également de la diminution brusque de pression dans l'abdomen qui résulte de l'évacuation de l'utérus. Les muscles de la paroi abdominale, dont l'action est très importante dans l'acte de la miction, sont légèrement parésiés ; leur tonicité a diminué de beauooup en raison de l'extension considérable qu'ils ont dû subir du fait du développement de l'utérus. La sangle abdominale ne jouit donc plus de toutes ses propriétés, et sa paralysie momentanée est une cause de rétention d'urine. Il en est de même des parois de la vessie ; la couche musculaire peut aussi avoir perdu ses propriétés quand il y a eu rétention au cours de la grossesse ou pendant l'accouchement, et quand il y a eu une compression énergique de l'organe.

M. Boissard croit que dans le plus grand nombre des cas on doit rapporter la cause de la rétention d'urine qui suit l'accouchement à l'existence de fissures ou de déchirures du périnée qui amènent par voie réflexe un certain degré de contracture du côté du col de la vessie.

Nous sommes assez de l'avis de M. Boissard ; il est à remarquer que les primipares sont plus sujettes à la rétention d'urine ; c'est aussi chez elles que l'on retrouve le plus souvent les éraillures de la fourchette.

Les déchirures des petites lèvres, du vestibule, de l'orifice externe du canal de l'urèthre, les contusions et le gonflement qui en résulte agissent aussi dans le même sens. En effet, le malade souffre à chaque miction, l'urine s'écoulant sur ces pertes de substance et la rétention persiste pendant plusieurs jours ; puis la malade se met à uriner seule ; on l'examine et on constate une cicatrisation plus ou moins avancée des plaies vulvaires.

G. de Mussy a signalé comme cause de rétention, la fissure du col vésical. Sptegelberg et Simon ont rencontré des cas semblables, caractérisés par des douleurs de la miction et du ténesme vésical ; l'introduction de la sonde provoquait de la douleur. Emmete a pu constater la présence de ces fissures (Vinay).

Stolz accuse l'affaiblissement de l'élément musculaire de la vessie et des parois abdominales, aidé par le gonflement du col de la vessie.

Mattei a constaté par le cathétérisme l'existence de tortuosités momentanées : dans les derniers temps de la grossesse le col s'allonge parce que la vessie remonte ; après l'accouchement, il se raccourcit et se fronce. De là une obstruction du canal amenant la rétention. Le cathétérisme suffit pour redresser le canal.

D'après Schrœder, la vessie, comprimée par l'utérus pendant la grossesse, perd la forme sphérique et diminue de capacité. Elle est par suite dans un état de distension continuelle dont elle finit par contracter l'habitude. Après l'accouchement, la compression venant à cesser, la vessie reprend sa forme primitive et peut contenir une quantité de liquide beaucoup plus considérable qu'avant, sans éprouver de gêne, d'où absence du besoin d'uriner (Hecht).

Tarnier s'exprime de la façon suivante : « La rétention d'urine chez les femmes en couches se présente tantôt immédiatement après l'accouchement et tantôt quelques jours après. Dans le premier cas elle semble due à la paralysie de la vessie et à la contusion du col ; dans le second elle dépend vraisemblablement d'une inflammation consécutive.

Remy (de Nancy), a publié, en avril 1896, dans la Revue médicale de l'Est, un mémoire sur la rétention d'urine chez les accouchées. La cause de la difficulté ou de l'impossibilité d'uriner réside dans un certain degré de torsion de la vessie dans la région de son col, ou encore le tiraillement en haut de ce même col vésical.

Cette torsion serait produite par l'utérus qui, élevé par la vessie et non soutenu par ses ligaments, tombe sur le côté et imprime à la vessie un certain mouvement de torsion sur son axe, torsion qui peut se faire sentir jusqu'au col vésical et mettre obstacle à la fonction de la miction.

Cette chute de l'utérus dans la gouttière lombaire entraîne en haut également la vessie et son col, nouvelle cause de trouble dans le fonctionnement de la vessie. En pratiquant le toucher, on se rend compte de cette élévation du col utérin.

« Ajoutez à cela, dit Remy, l'effet défavorable du décubitus dorsal, la faiblesse de la paroi abdominale qui entrave l'effort abdominal, et vous comprendrez l'impuissance de la femme à vider la vessie. Aussi, que voit-on dans ces cas ?

L'accouchée qui a conscience de son impuissance, — si on la laisse faire — prend instinctivement une position qui remédie au moins en partie à la déviation utérine et vésicale : elle s'accroupit sur le vase, penche fortement le corps en avant, en somme se place dans une position qui favorise le plus naturellement l'acte de la miction et, de cette façon, ramène l'utérus en avant sur la ligne médiane. Dans cette posture, l'effort abdominal est possible et se concentre sur les organes du petit bassin et, conséquemment, sur la vessie ».

L'explication de Remy est très ingénieuse, mais on peut remarquer que pour que l'utérus s'élève et tombe sur le côté, il faut déjà qu'il y ait une accumulation d'urine dans la vessie qui n'éprouve pas le besoin de se vider. C'est d'ailleurs ce que l'on observe fréquemment, plus tard quand le réservoir urinaire susdistendu veut expulser son contenu, la torsion est faite et l'excrétion est impossible. La rétention d'urine chez une accouchée n'est pas un phénomène qui doive simplement exciter la curiosité ; elle est capable de produire des troubles divers et doit à ce titre éveiller l'attention de l'accoucheur. Dans les premiers jours qui suivent l'accouchement, il est de toute nécessité d'examiner l'abdomen.

De même qu'au moment de la délivrance la vessie remplie d'urine est capable de s'opposer à la rétraction utérine, de même il en sera après l'accouchement. Et il n'est pas rare de voir des cas d'hémorrhagies secondaires ne reconnaissant pas d'autre cause étiologique.

L'involution utérine est également gênée en raison de l'état congestif permanent entretenu dans l'utérus. Chenet, dans sa thèse, a parfaitement montré cette influence défavorable. C'est également une cause d'erreur dans l'appréciation de la marche de cette régression utérine.

L'écoulement lochial peut à la rigueur être empêché ; ces lochies s'accumulent dans la cavité utérine et s'y putréfient. L'odeur qui s'exhale des organes génitaux est fétide et l'accoucheur se propose, à juste titre, de faire une injection intra-utérine. Il est tout étonné des difficultés qu'il rencontre pour atteindre le col avec le doigt et s'il l'atteint il ne peut introduire facilement la sonde. Qu'il songe à vider la vessie et la besogne est faite. Il est logique de penser que le réservoir urinaire rempli repousse le corps utérin en arrière ; n'est-ce pas là un début de rétroversion qui pourra s'accentuer peu à peu et donner lieu aux symptômes morbides que l'on connaît.

Enfin la rétention d'urine est pour certaines femmes une cause de douleurs ayant leur point de départ dans la vessie elle-même et dans l'utérus qui se contracte pour expulser ses caillots.

Comme on peut le voir c'est une complication sérieuse ; il est facile d'en faire le diagnostic et le traitement en est simple. Le cathétérisme en fait tous les frais. Mais au bout de combien d'heures faut-il le pratiquer ? Les auteurs ne sont pas d'accord. Les uns veulent que l'on sonde la femme aussitôt que possible ; d'autres recommandent d'attendre plus longtemps. Dans le service du professeur Pinard on sonde rarement les accouchées depuis que l'on sait attendre. Voici à ce sujet les conclusions de la thèse de Recht :

1° La miction après l'accouchement se fait presque toujours d'une façon spontanée.

2° Il ne faut pratiquer le cathétérisme qu'exceptionnellement ; si on est obligé d'y recourir on doit le faire le plus longtemps possible après l'accouchement.

3° On n'est autorisé à pratiquer le cathétérisme qu'autant qu'il est indiqué par le développement de la vessie ou parce que la femme souffre de la rétention d'urine.

4° Le cathétérisme hâtif est pour le moins inutile ; il expose à deux dangers inégaux quant à leurs conséquences :

a). Une fois que l'on a pratiqué le cathétérisme souvent il arrive qu'il faut le pratiquer plusieurs jours de suite.

b). Une cystite peut être la conséquence d'un

cathétérisme quelles qu'aient été les précautions que l'on a prises.

Nous croyons M. Recht un peu trop pessimiste quant à sa dernière conclusion. Nous avons souvent vu un seul cathétérisme suffire, et rarement la cystite survenir. Il y a nécessairement toutes les précautions antiseptiques à prendre pour l'éviter, aussi bien du côté de l'opérée que du côté de l'opérateur et de l'instrument.

Nous sommes d'avis de ne pas attendre plus de 16 à 18 heures après la délivrance pour vider la vessie, en raison des inconvénients signalés. C'est quelquefois l'unique moyen de dissiper les inquiétudes d'une famille ou même d'un médecin. On a vu dans ces cas craindre une péritonite en raison des douleurs et de l'augmentation du volume du ventre. Tous ces symptômes disparaissent après évacuation de l'urine.

Le cathétérisme, chez la femme accouchée, sera pratiqué à ciel ouvert, la recherche du méat étant quelquefois assez difficile.

INCONTINENCE D'URINE

L'incontinence d'urine après l'accouchement est beaucoup plus rare que la rétention. Elle est surtout très-rare comme incontinence absolue. Il s'agit ordinairement d'incontinence relative ; l'urine de s'échappe qu'à l'occasion d'un effort de toux. Cet état tient à une parésie légère du sphincter vésical. On l'observe à la suite d'accouchements laborieux et on la trouve fréquemment signalée à la suite de symphyséotomie.

Généralement passagère, l'incontinence peut persister très longtemps ; il en est surtout ainsi quand elle est la conséquence d'une fistule vésico-utérine ou vésico-vaginale.

L'incontinence peut se montrer immédiatement après l'accouchement en cas de fistule primitive, ou seulement quelques jours après, à la chute de l'eschare en cas de fistule secondaire.

Le traitement est variable suivant la cause ; s'agit-il de parésie du sphincter, l'électricité remplira un rôle curateur ; on pourra essayer la strychnine. De grands soins de propreté seront nécessaires pour éviter l'excoriation des régions constamment baignées par l'urine. Si l'on a affaire à une fistule, il faudra l'opérer.

Au congrès de Genève, 1896, Planellas s'est exprimé de la façon suivante à propos de l'incontinence d'urine chez les accouchées :

« Chez certaines accouchées l'incontinence d'urine est telle qu'au premier moment l'on est tenté de croire à l'existence d'une fistule vésico-vaginale, dont il est facile de démontrer l'absence par des injections intra-vésicales de liquides colorés.

» L'incontinence peut, selon moi, se produire soit par traumatisme, soit par infection. Dans le premier cas, il y a parésie primitive du plan musculaire de la vessie et de son sphincter ; dans le

second, elle prend indirectement naissance par
l'infection de la muqueuse, s'accomplissant alors
d'après la loi de Stokes.

» Le traitement de l'incontinence d'urine des
accouchées doit être causal, c'est-à-dire qu'il doit
viser à atténuer les conséquences du traumatisme
ou de l'infection. Dans tous les cas on associera
l'emploi des excitants musculaires de la vessie,
comme la noix vomique, par exemple, mais il
faudra en surveiller attentivement l'action physiologique. »

(Semaine Médicale, septembre 1896).

CYSTITE

La cystite des accouchées constitue une affection relativement rare. Elle ne survient pas toujours dans les mêmes conditions ; on la voit
apparaître tantôt spontanément et tantôt après un
cathétérisme. Il y aurait en quelque sorte des
cystites spontanées et des cystites instrumentales.

La cystite post-puerpérale de Monod, la cystite puerpérale de Reblaud, la cystite post-partum
de Boissard, peuvent se développer après un avortement comme après un accouchement. Elle
reconnaît deux ordres de causes : 1° des causes
prédisposantes et 2° des causes déterminantes.

Les causes prédisposantes étaient jadis les
seules invoquées : manœuvres obstétricales diverses ayant amené une compression de la vessie,
tête fœtale exerçant la même influence, rétention

d'urine consécutive à l'accouchement, congestion
vésicale persistant pendant toute l'évolution utérine. Telles étaient les notions étiologiques le
plus souvent invoquées pour expliquer la pathogénie des cystites. M. Boissard fait remarquer
qu'il faut encore ajouter la puerpéralité qui
amène chez ·la femme un terrain spécial en
favorisant chez elle l'apparition de phénomènes
inflammatoires et infectieux. Évidemment, voilà
des conditions qui préparent l'éclosion d'une
inflammation vésicale, mais il faut une cause
déterminante.

Nous la trouvons dans l'invasion de la vessie,
dit Vinay, des microbes qui favorisent et provo-
quent l'infection urinaire.

Hervieux avait déjà attiré l'attention sur ce
fait et il dit que, lorsque l'accouchement a été
facile et naturel, la cause mécanique ne peut
plus être invoquée en tant que cause déterminante; il n'y a d'admissible que l'action spéci-
fique d'un principe toxique. Et M. Boissard
ajoute : Le principe toxique serait le poison puerpéral; et la preuve que la cystite qui se développe dans ces conditions est vraiment de nature
toxique, c'est que souvent on la voit coïncider
avec d'autres lésions qui relèvent de l'infection
puerpérale, comme la phlébite utérine, la lym-
phangite, etc.

Ce serait donc là une manifestation de l'infection puerpérale, une de ses formes cliniques.

Cette infection grave est aujourd'hui très rare, et nous n'avons pu observer de cystite reconnaissant cette origine. D'après Reblaud, l'agent ne serait pas le streptocoque, mais le staphylocoque doré; elle survient comme la conséquence d'une infection secondaire. Une autre voie de pénétration des microbes est également rare : les germes pénétreraient dans la vessie par effraction de la paroi, qui se rompt sous l'influence d'un abcès de voisinage.

Il est un chemin que suivent presque toujours les microorganismes pour pénétrer dans la vessie, c'est l'urèthre.

Les lochies peuvent renfermer des microbes pathogènes (staphylococcus pyogenes albus, bacterium pyogenes); elles viennent baigner constamment l'orifice vulvaire et se trouvent ainsi dans le voisinage immédiat du méat urinaire, qui peut plonger au milieu de ces lochies. Il n'est pas rare, en examinant une accouchée, de la trouver les cuisses fortement serrées et rapprochées, à tel point que l'écoulement lochial se fait le long de leur face interne et supérieure et au niveau du méat il y a là une sorte de petit lac lochial. De même encore la feuille de coton aseptique dont on recouvre les organes génitaux s'imbibe des lochies qui montent par capillarité jusqu'au mont de Vénus. Qu'il y ait un certain degré d'infection, les microorganismes auront beau jeu pour pénétrer dans l'urèthre, de là dans la vessie, où ils provoqueront une cystite que nous pouvons dire spontanée.

Mais le mécanisme de beaucoup le plus fréquent est le mode de pénétration par la sonde vésicale.

Que l'instrument soit septique, que l'orifice vulvaire n'ait pas subi une toilette complète, on introduit dans la vessie des microbes.

C'est ce qui arrive quand on pratique le cathétérisme sous les couvertures ; on met l'instrument en contact avec les literies, on l'introduit quelquefois dans le vagin avant d'arriver dans l'urèthre et on recueille ainsi des germes nuisibles.

Les symptômes sont : envies fréquentes d'uriner, dysurie, douleur à la fin de la miction et urines purulentes.

Il y a rarement des phénomènes fébriles dans cette cystite ordinaire; il en est autrement dans les cystites relevant de l'infection puerpérale et dans l'affection décrite par les auteurs sous le nom de cystite pseudo-membraneuse, que l'on devrait considérer, dit Boissard, comme une lésion secondaire dans le cours des accidents puerpéraux.

Plus grave encore est la cystite gangréneuse, qui se produit à la suite d'une rétention prolongée, comme nous en avons parlé à propos de la rétroversion.

Quoi qu'il en soit, une cystite, quelle qu'elle soit, est toujours dangereuse, en ce sens qu'elle peut occasionner secondairement une pyélo-néphrite, d'origine ascendante.

Il faut donc autant que possible l'éviter et quand elle existe la traiter.

Le traitement prophylactique consiste dans l'asepsie et l'antisepsie des organes génitaux et du cathéter ; le traitement curatif comprend les injections d'eau boriquée, de permanganate de potasse à 1/1000, de nitrate d'argent 1/50 (Guyon), l'absorption de tisanes diurétiques, de térébenthine, de salol.

Si les douleurs sont trop violentes, on aura recours aux opiacés (lavements, suppositoires), aux bains de siège, etc...

Si l'on a affaire à une cystite gangréneuse, il faut employer des moyens radicaux : dilatation de l'urèthre et ablation de tous les lambeaux de muqueuse sphacélée. Il faut en somme faire un véritable curettage de la cavité vésicale.

C'est un procédé analogue qui sera de mise dans les cas de cystite survenant à la suite de l'ouverture, dans la vessie, d'un kyste extra-utérin. On y trouve en effet, outre le pus, une quantité de débris fœtaux qu'il est de toute nécessité de faire disparaître pour amener la guérison.

Index bibliographique

SAPPEY. — Anatomie.

TESTRET. — Anatomie.

DEMELIN. — Thèse Paris 1888.

MONOD. — Annales de gynécologie 1880.

TARNIER et BUDIN. — Traité d'accouchements.

BERNADET. — Thèse 1865.

MONS. — Thèse Paris 1877.

BOISSARD. — Étude sur les troubles de la miction se rattachant aux divers états de l'utérus, 1883.

MARCHAND. — Thèse 1860.

BARKER. — Thèse 1877.

ROBERT. — Thèse 1882.

BARBARIN. — Thèse 1882.

HACHE. — Thèse 1884.

VIGOUROUX. — Thèse 1890.

CLADO. — Thèse 1887.

HERVIEUX. — Traité clinique et pratique des maladies puerpérales.

CHARPENTIER. — Accouchements.

CAZEAUX. — Accouchements.

VINAY. — Maladies de la grossesse et des suites de couches.

BONNAIRE. — Des fistules vésico-utérines dans le travail de l'accouchement. Arch. local. 1891.

AUVARD. — Trav. d'obstétrique.

CHENET. — Thèse 1877.

GUÉNAUX DE MUSSY. — Gaz. Hôpitaux 1868.

PLAYFAIR. — London Obst. Transaction 1872.

TERRILLON. — Soc. Chir. 1880.

GUYON. — Leçons 1888.

JORAND. — Thèse Paris 1896.

BUDIN. — Thèse 1878.

PINARD et VARNIER. — Ann. Gynécol.

REMY. — Arch. Tocol. 1896.

RECHT. — Thèse Paris 1894.

OLSHAUSEN. — Beitrage für Geburtshulse und Gynecologie. T. II, Fasc. 2me, Berlin 1873.

HOLTENBACK. — Ach. für Gynecologie, t. III.

SOLMON. — Thèse Agrég. 1863.

BROUSSIN. — Arch. Gén. de Méd. 1881.

LUSCHKA. — Wirchow s. Arch. für pathol. Anat. 1854.

CAUVY. — Société de Chirurgie 1880.

LA CHAPELLE. — VIIIe Mémoire, tom. III, p. 109.

HALLIDOY CROOM. — Edimbourg, p. 13, 14, 25, 26, 27, 41, 1884.

JACQUEMIER. — T. I, p. 238. T. II, p. 51.

STOLZ. — Th. Concours 1834.

SMELLIC. — Trad. préville, S. T., p. 163.

LILLE. IMP. LEBIGOT FRÈRES.

www.ingramcontent.com/pod-product-compliance
Ingram Content Group UK Ltd.
Pitfield, Milton Keynes, MK11 3LW, UK
UKHW022330070726
13614UKWH00003B/1025